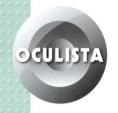
編集企画にあたって…

「目から鱗」「目は口ほどに物を言う」とは，よく言ったものである．目の前のアレルギーの謎を自分の力で解明したいと思い，35歳の時，子どもが小学校に入学した時に，私は大学院に入学した．41歳の時，子どもが小学校を卒業する時に，私は(6年間かかって)大学院を卒業した．月日の流れは早いもので，その子どもも今では大学生となり医学を学んでいる．私がアレルギーの解明において眼所見の重要性に気付かされたのが，大学院時代に出会い，メインテーマとして解明することとなった加水分解コムギ含有石鹸の使用による小麦アレルギー発症の事例である．2009年頃から食後に眼瞼浮腫を発症して受診する患者さんが増え始めたのだ．皆，何が原因なのか知りたくて，あちこちの眼科や皮膚科を受診したと言う．そして，これらの患者さんが共通して使用していたのが加水分解コムギ含有石鹸だった．皮膚が薄く粘膜が近い眼瞼で，界面活性剤を含む石鹸によってバリアを傷害し，加水分解コムギを塗り込んだ(洗顔した)結果，感作をされた患者さん達が，交差反応のために自然界の小麦を摂取した時にアレルギー症状を発症するようになったのだ．2,000名以上の患者さん達のアレルギーの主症状が揃って眼瞼浮腫であったことは，非常に興味深い現象であった．まさに，「目から鱗」「目は口ほどに物を言う」である．

本特集では，私の専門である即時型アレルギー以外にも，各スペシャリストの先生方にお願いして，遅延型アレルギー(接触皮膚炎)や common disease であるアトピー性皮膚炎，そして細菌やウイルスによる感染症まで，「目から鱗」の診療ポイントについて，さらには失明のみならず生命予後をも脅かす薬疹についても言及していただいた．日々の診療，研究，後進指導などでお忙しいであろう先生方に共同執筆していただいたことは，本当にありがたく，この場を借りて心から感謝申し上げたい．

本特集が眼科と皮膚科の架け橋となり，皆様の明日からの診療の一助となれば幸いである．

2019年8月

千貫祐子

KEY WORDS INDEX

和　文

あ, か
アトピー性眼瞼炎 • 14, 19
アトピー性皮膚炎 • 7, 14
角質 • 7
加水分解コムギ • 1
花粉症 • 19
花粉-食物アレルギー症候群 • 1
カポジ水痘様発疹症 • 41
カルミン • 25
カルミン酸 • 25
眼瞼 • 33
眼瞼浮腫 • 1
眼後遺症 • 58
感冒薬 • 58
空気伝搬性接触皮膚炎 • 19
経皮感作 • 25
コチニール色素アレルギー • 25
小麦アレルギー • 1

さ
シクロスポリン内服 • 14
疾患感受性遺伝子 • 58
食物アレルギー • 1
尋常性疣贅 • 41
スギ花粉 • 19
スティーヴンス・ジョンソン症候群 • 52, 58
ステロイド • 52
せつ • 48
接触皮膚炎 • 33
即時型アレルギー • 25

た, な
帯状疱疹 • 41
タイトジャンクション • 7
タクロリムス軟膏外用 • 14
多形紅斑重症型 • 52
単純ヘルペス • 41
丹毒 • 48

中毒性表皮壊死症 • 52, 58
点眼薬 • 33
伝染性軟属腫 • 41
膿痂疹 • 48

は, ら
麦粒腫 • 48
皮膚粘膜眼症候群 • 52
皮膚バリア • 7
蜂窩織炎 • 48
ランゲルハンス細胞 • 7
涙嚢炎 • 48

欧　文

A, C, D
airborne contact dermatitis • 19
atopic blepharitis • 14
atopic dermatitis • 7, 14, 19
carmine • 25
carminic acid • 25
cedar pollen • 19
cellulitis • 48
cochineal dye allergy • 25
cold medicine • 58
common warts • 41
contact dermatitis • 33
dacryocystitis • 48
disease susceptibility gene • 58

E, F, H
EM major • 52
epicutaneous sensitization • 25
erysipelas • 48
erythema multiforme major • 52
eye drops • 33
eyelid • 33
eyelid edema • 1
food allergy • 1

furuncle • 48
herpes simplex • 41
HLA • 52, 58
hordeolum • 48
human leukocyte antigen • 52
hydrolyzed wheat protein • 1

I, K, M, O
immediate allergy • 25
impetigo • 48
Kaposi varicelliform eruption • 41
Langerhans cell • 7
molluscum contagiosum • 41
mucocutaneous ocular syndrome • 52
ocular sequelae • 58

P, S, T
pollen-food allergy syndrome • 1
pollinosis • 19
SJS • 52, 58
skin barrier • 7
steroids • 52
Stevens-Johnson syndrome • 52, 58
stratum corneum • 7
systemic cyclosporine • 14
TEN • 52, 58
tight junction • 7
topical tacrolimus ointment • 14
toxic epidermal necrosis • 52, 58

V, W
varicella zoster • 41
wheat allergy • 1

WRITERS FILE
(50音順)

天野 博雄
（あまの ひろお）

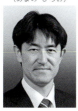

1993年	群馬大学卒業 同大学医学部附属病院，研修医（皮膚科学）
1994年	同大学医学部大学院博士課程入学
1998年	同，修了 同大学医学部皮膚科，助手 マクマスター大学（カナダ）病理学教室，postdoctoral fellow
2000年	群馬大学皮膚科，助手
2008年	同大学大学院医学系研究科皮膚科学，講師
2017年	岩手医科大学皮膚科，教授

竹尾 直子
（たけお なおこ）

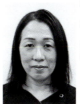

1994年	大分医科大学卒業 同大学皮膚科入局
2000年	大分県立病院皮膚科，嘱託医
2003年	大分大学大学院医学系研究科修了
2005年	同大学皮膚科，助教
2016年	同，講師

山﨑 修
（やまさき おさむ）

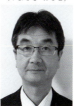

1993年	島根医科大学卒業 岡山大学皮膚科入局
1995年	呉共済病院皮膚科
1996年	社会保険広島市民病院皮膚科
1997～2007年	岡山大学医学部附属病院皮膚科，医員／助手
2003～04年	仏国リヨン大学細菌学教室
2007年	岡山赤十字病院皮膚科
2008年	国立病院機構岡山医療センター皮膚科，医長
2009年	岡山大学皮膚科，講師
2015年	同大学大学院医歯薬学総合研究科，講師
2017年	同大学病院メラノーマセンター，センター長
2018年	同大学大学院医歯薬学総合研究科皮膚科学分野，准教授

上田真由美
（うえた まゆみ）

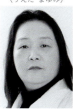

1990年	高知医科大学卒業
2003年	京都府立医科大学大学院修了，医学博士
2003～05年	東京大学医科学研究所炎症免疫分野，客員研究員
2004～06年	大阪大学微生物病研究所細菌感染分野，特別研究員
2004年	京都府立医科大学眼科，医員
2008年	同志社大学生命医科学部，チェア・プロフェッサー講師
2009～11年	大阪大学微生物病研究所自然免疫分野研究員
2010年	京都府立医科大学眼科，客員講師併任
2011年	同志社大学生命医科学部，チェア・プロフェッサー准教授
2011～14年	大阪大学免疫学フロンティア研究センター，招聘教員
2012年～18年	東京大学医学研究科，客員研究員
2015年	京都府立医科大学特任講座感覚器未来医療学講座，准教授

千貫 祐子
（ちぬき ゆうこ）

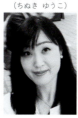

1996年	島根医科大学卒業 同大学医学部附属病院皮膚科，医員（研修医）
1997年	同，助手
2002年	平田市立病院（現，出雲市立総合医療センター）皮膚科，医員
2007年	島根大学大学院（博士課程）入学
2009年	同大学皮膚科，助教
2013年	同大学大学院（博士課程）修了 同大学皮膚科，講師

横内麻里子
（よこうち まりこ）

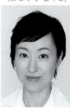

2003年	慶應義塾大学卒業 同大学病院皮膚科，研修医
2005年	国家公務員共済立川病院皮膚科，医員
2007年	慶應義塾大学大学院博士課程（内科系皮膚科学専攻）入学
2011年	同大学大学院博士課程単位取得満期退学 東京電力病院皮膚科，副科長
2013年	同，科長
2014年	練馬総合病院皮膚科，医長

高山かおる
（たかやま かおる）

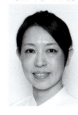

1995年	山形大学卒業
1999年	東京医科歯科大学皮膚科大学院修了 同，医員
2000年	済生会川口病院皮膚科
2002年	中野総合病院皮膚科
2003年	同，医長
2004年	秀和綜合病院皮膚科，医長
2006年	東京医科歯科大学皮膚科，助手
2008年	同，講師
2015年	済生会川口総合病院皮膚科，主任部長

森田 栄伸
（もりた えいしん）

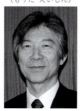

1982年	広島大学卒業 同大学皮膚科入局
1986年	キール大学（西ドイツ）皮膚科客員研究員
1996年	広島大学医学部附属病院，講師
2002年	島根医科大学皮膚科，助教授
2004年	島根大学皮膚科，教授
2017年	同大学医学部附属病院アレルギーセンター長（併任）

横関 博雄
（よこぜき ひろお）

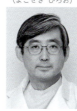

1980年	徳島大学卒業
1984年	米国 University of Iowa 留学
1986年	大阪大学大学院修了 オーストリア University of Vienna 留学
1988年	北里大学皮膚科，助手
1991年	東京医科歯科大学皮膚科，助手
1993年	同，講師
1996年	同，助教授
2005年	同，教授

渡辺 大輔
（わたなべ だいすけ）

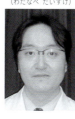

1993年	名古屋大学卒業 厚生連加茂病院，研修医
1994年	名古屋大学皮膚科入局 同大学医学部附属病院，研修医
1999年	同大学大学院修了 同大学医学部病態制御研究部門ウイルス感染，助手
2002年	米国ハーバード大学ウイルス学留学
2004年	愛知医科大学皮膚科，助教授
2007年	同，准教授
2010年	同，教授

眼科医のための皮膚疾患アトラス

編集企画／島根大学皮膚科講師　千貫祐子

眼瞼浮腫からアレルギーを読み解く……………………………千貫　祐子　　*1*

　石鹸含有加水分解コムギで感作をされた小麦アレルギーの主症状が眼瞼浮腫であったことより，食後
の眼瞼浮腫が食物アレルギーの一症状として重要な所見であることが判明した．

皮膚バリア機能と経皮感作………………………………………横内麻里子ほか　*7*

　皮膚表皮には，物理的なバリアと免疫機構との協調による巧妙な抗原取得システムが存在し，経皮感
作を通じてアレルギー疾患の発症に関与している．

アトピー性皮膚炎と眼瞼炎………………………………………天野　博雄　*14*

　アトピー性眼瞼炎は，点眼薬，外用薬，化粧品などによる接触皮膚炎，また，膿痂疹，カポジ水痘様
発疹症などの感染症を十分に鑑別したうえで，外用薬，内服薬を駆使して治療を行う必要がある．

花粉症と眼瞼炎……………………………………………………横関　博雄　*19*

　スギ花粉眼瞼炎はスギ花粉抗原による空気伝搬性接触皮膚炎の1つと考えられてきている．

コチニール色素による即時型アレルギー………………………竹尾　直子　*25*

　コチニール色素による即時型アレルギーは，ほぼ全例が成人女性に発症することから化粧品による経
皮・経粘膜感作が考えられ，原因となる化粧品はアイメイク製品と口紅が多い．

眼瞼・結膜に起こる接触皮膚炎…………………………………高山かおる　*33*

　目の周囲に難治性の皮膚炎がある場合に接触皮膚炎を疑う．まつげのエクステンションに使用する接
着薬などの化粧品関連物質，点眼薬，眼科用外用薬などに注意が必要である．

Monthly Book OCULISTA

編集主幹／村上 晶　高橋 浩

No.79 / 2019. 10 ◆目次

CONTENTS

眼瞼に起こるウイルス感染症……………………………………渡辺　大輔　　*41*

眼瞼に生じるウイルス感染症について，各々のウイルス学的特徴，臨床症状，診断，検査，治療，また対応のポイントについて解説した．

眼瞼に起こる細菌感染症…………………………………………山﨑　　修　　*48*

眼瞼に炎症を及ぼす細菌感染症である丹毒，蜂窩織炎，膿痂疹，せつ，麦粒腫，涙嚢炎について，皮膚科領域から概説する．

薬剤アレルギーと眼症状─皮膚科からの警鐘─………………………森田　栄伸　　*52*

スティーヴンス・ジョンソン症候群と中毒性表皮壊死症では，眼瞼結膜の偽膜形成や角膜上皮の欠損がみられ，適切な管理が行われないと角膜上皮欠損に由来する視力低下を高率にきたす．

薬剤アレルギーと眼症状─眼科からの警鐘─…………………………上田真由美　　*58*

薬剤アレルギーの中で，重篤な眼合併症を伴う SJS/TEN では，感冒薬で発症していることが多い．急性期の治療が，視力予後に影響するため，早期に診断して適切な治療を行う必要がある．

● Key words index……………………… 前付 *2*
● Writers File……………………………… 前付 *3*
● FAX 専用注文書………………………… *71*
● バックナンバー 一覧…………………… *73*
● MB OCULISTA 次号予告……………… *74*

「OCULISTA」とはイタリア語で眼科医を意味します．

前付 *5*

Monthly Book OCULISTA
創刊5周年記念書籍

好評書籍

すぐに役立つ
眼科日常診療のポイント
―私はこうしている―

■編集　大橋裕一（愛媛大学学長）／村上　晶（順天堂大学眼科教授）／高橋　浩（日本医科大学眼科教授）

日常診療ですぐに使える！
診療の際にぜひそばに置いておきたい一書です！

眼科疾患の治療に留まらず、基本の検査機器の使い方からよくある疾患、手こずる疾患などを豊富な図写真とともに詳述！患者さんへのインフォームドコンセントの具体例を多数掲載！
若手の先生はもちろん、熟練の先生も眼科医としての知識をアップデートできる一書！ぜひお手に取りください！

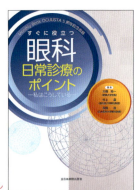

2018年10月発売　オールカラー　B5判
300頁　定価（本体価格9,500円＋税）
※Monthly Book OCULISTAの定期購読には含まれておりません

Contents

I　外来診療における検査機器の上手な使い方
1. 視力検査（コントラスト，高次収差を含む）
2. 前眼部 OCT
    ①角膜・水晶体
    ②緑内障
3. 角膜形状解析（ケラトメータも含めて）
4. 角膜内皮スペキュラー
5. 後眼部 OCT
    ①眼底疾患
    ②OCT angiography
    ③緑内障
6. ハンフリー視野計とゴールドマン視野計
7. 眼圧計

II　よくある異常―眼科外来での鑑別診断のコツ
1. 流涙症
2. 角膜混濁
3. 眼底出血
4. 飛蚊症
5. 硝子体混濁（出血を含む）
6. 視野異常・暗点
7. 眼瞼下垂・瞬目異常
8. 眼位異常
9. 複視
10. 眼球突出

III　日常診療でよく遭遇する眼疾患のマネージメント
1. 結膜炎
2. 老視
3. 近視
4. ぶどう膜炎
5. コンタクトレンズ合併症
    ①フルオレセイン染色パターンからの診断
    ②マネージメントの実際
6. 正常眼圧緑内障の診断
7. 糖尿病網膜症
8. 黄斑浮腫
9. 眼瞼・結膜の腫瘤性病変

IV　誰もが手こずる眼疾患の治療
1. MRSA 感染症
2. 強膜炎
3. 落屑症候群
4. 濾過胞機能不全
5. 網膜静脈閉塞症―CRVO/BRVO
6. 中心性漿液性脈絡網膜症（CSC）
7. 特発性脈絡膜新生血管
8. 視神経炎
9. 甲状腺眼症
10. 心因性視覚障害

V　眼科外来で必要なインフォームドコンセント
1. 感染性結膜炎
2. 蛍光眼底撮影―FA, IA, OCT angiography
3. 外来小手術―霰粒腫・麦粒腫切開，翼状片
4. 小児眼科―先天鼻涙管閉塞、弱視治療について
5. 日帰り白内障手術
6. 眼内レンズ選択（度数・多焦点など）
7. 網膜光凝固・YAG レーザー
8. 眼局所注射
9. コンタクトレンズ処方（レンズケアを含む）
10. サプリメント処方

全日本病院出版会
〒113-0033　東京都文京区本郷 3-16-4　Tel:03-5689-5989
www.zenniti.com　　　　　　　　　　　Fax:03-5689-8030

特集/眼科医のための皮膚疾患アトラス

眼瞼浮腫からアレルギーを読み解く

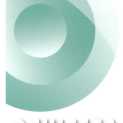

千貫祐子*

Key Words : 食物アレルギー(food allergy), 眼瞼浮腫(eyelid edema), 加水分解コムギ(hydrolyzed wheat protein), 小麦アレルギー(wheat allergy), 花粉-食物アレルギー症候群(pollen-food allergy syndrome)

Abstract : 食物アレルギーの臓器別の症状出現頻度では, 皮膚症状が90%以上と最も高い. そして, これまで食物アレルギーの皮膚症状は全身の蕁麻疹が主であると考えられてきたが, 近年, 眼瞼浮腫も食物アレルギーの重要な臨床所見であることが明らかとなってきた. この契機となったのが, 加水分解コムギ含有石鹸の使用による小麦アレルギー発症の事例である. 従来, 小麦アレルギーの臨床症状の主体は全身の蕁麻疹と考えられていたが, 石鹸中の加水分解コムギで経皮または経粘膜感作をされた2,000人以上の患者が小麦製品を摂取した際のアレルギーの主症状が眼瞼浮腫であったことより, 食物アレルギーを解明する際に眼瞼皮膚・眼瞼/眼球結膜が注目されるようになった. そして経皮または経粘膜感作されたと考えられる小麦アレルギーにおいて, 眼瞼は感作が成立した部位と考えられている. 近年報告が増えている花粉-食物アレルギー症候群でも, 原因食物摂取時のアレルギー症状としてしばしば眼瞼浮腫を呈することが判明し, 眼瞼皮膚や結膜の症状から, さまざまなアレルギーが解明されてきている.

はじめに

IgE依存性即時型アレルギーの発症には2段階の免疫学的機序が関与する. まず, ある外来抗原に対して生体がこれをアレルゲンと認識すると, 抗原特異的IgE抗体が産生され, 組織中のマスト細胞あるいは末梢血中の好塩基球の表面に高親和性IgE受容体(FcεRI)を介して結合する(感作成立). 次いで, 同じ抗原あるいは交差反応性を持つ抗原が侵入すると, 細胞表面に結合した抗原特異的IgE抗体が架橋され, ヒスタミンなどの化学伝達物質が遊離されることによって蕁麻疹やアナフィラキシーが生じる(症状誘発). そして, これまで長らくの間, 食物アレルギーの感作成立の主体は経口摂取した食物に対して経腸管的に生じると考えられてきたが, 加水分解コムギ含有石鹸による小麦アレルギー発症の事例を契機に, 食物アレルギー発症における経皮・経粘膜感作の重要性が注目されることとなった[1]~[7].

眼瞼浮腫を呈した小麦アレルギー

食物依存性運動誘発アナフィラキシー(food-dependent exercise-induced anaphylaxis : FDEIA)は, 原因食物を摂取したのみでは症状はみられず, 原因食物の摂取に運動や非ステロイド系抗炎症薬内服などの二次的要因が加わったときのみ蕁麻疹やアナフィラキシーを生じる食物アレルギーの特殊型である[8]. 原因食物を摂取した際にいつでも症状がみられるわけではないため, しばしば原因の特定が困難な病型である. 本邦にお

---

* Yuko CHINUKI, 〒693-8501 出雲市塩冶町89-1 島根大学医学部皮膚科学講座, 講師

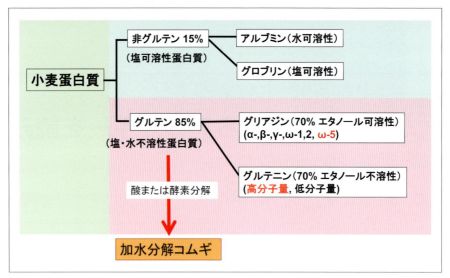

図 1. 小麦依存性運動誘発アナフィラキシー(WDEIA)の原因抗原(文献 5 より改変引用)

通常型 WDEIA の原因抗原(アレルゲンコンポーネント)は,約 8 割が ω-5 グリアジン,約 2 割が高分子量グルテニンである.加水分解コムギは主に小麦のグルテンを酵素や酸/アルカリで分解した人工物である.

表 1. 小麦抗原特異的 IgE の陽性率(文献 5,13 より改変引用)

CAP-FEIA	WDEIA 全体 (54 例)	WDEIA 20 歳以上 (38 例)	WDEIA 20 歳未満 (16 例)	加水分解コムギ型小麦アレルギー
小麦	31.4%	31.5%	31.2%	70.0% (90.0%※)
グルテン	37.0%	39.4%	31.2%	76.6% (93.3%※)
ω-5 グリアジン	79.6%	94.7%	43.7%	6.6%
高分子量グルテニン	18.5%	7.8%	43.7%	16.6%
ω-5 グリアジン,高分子量グルテニンのいずれかまたは両方	94.4%	97.3%	87.5%	16.6%

WDEIA: wheat-dependent exercise-induced anaphylaxis
※:検出率

ける原因食物は小麦が最も多く約 60%を占め,次いで甲殻類,果物と続く[9].食後の運動量が増える学童期以降に発症しやすく,また,学童期以降に新規発症する小麦アレルギーの大半は本病型である.筆者らはこれまでに,小麦による FDEIA(wheat-dependent exercise-induced anaphylaxis:WDEIA)患者の約 8 割が小麦構成蛋白質中の ω-5 グリアジンに,残りの約 2 割が高分子量グルテニンに最も強く反応することを見出し,これらのリコンビナント蛋白質を作成して抗原特異的 IgE 検査(イムノキャップ®)に応用した(図1)[5,10~13].その結果,それまでの粗抗原を用いた血液検査(小麦/グルテン特異的 IgE 検査)より,感度・特異度ともに優れていることが判明した(表1)[5,13].ω-5 グリアジン特異的 IgE 検査は,本邦では 2010 年より保険適用となっているため,小麦アレルギーを疑った際には小麦/グルテン/ω-5 グリアジン特異的 IgE 検査を併せて提出されたい.そして,これらの患者の小麦製品摂取時のアレルギーの主症状は全身の蕁麻疹である.一方,

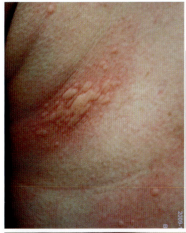
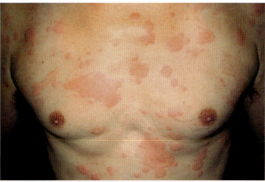
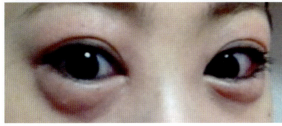
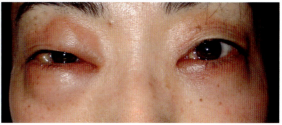

図2. 通常型WDEIA(a)と加水分解コムギ型小麦アレルギー(b)の臨床症状(文献6より改変引用)
a：通常型WDEIA患者の小麦製品摂取時の主症状は全身の蕁麻疹である．
b：加水分解コムギ型小麦アレルギー患者の小麦製品摂取時の主症状は眼瞼浮腫である．

2009年頃より眼瞼浮腫を主症状とするWDEIA患者が多発した(加水分解コムギ型小麦アレルギー)(図2)[1]〜[7]．これらの患者はすべて，小麦アレルギー(大半がWDEIA)発症前に加水分解コムギ(グルパール19S®)が配合された石鹸(旧 茶のしずく石鹸®)を使用していたことより，石鹸中の加水分解コムギに眼瞼の皮膚または粘膜から感作され，経口摂取した小麦蛋白質に交差反応してアレルギー症状を発症したものと考えられた．また，これらの患者の抗原特異的IgE検査では，ω-5グリアジン特異的IgEの陽性率は低く，小麦やグルテンの特異的IgE陽性率が高いことがわかっており，この点からも原因抗原が異なることが考えられた(表1)[5][13]．日本アレルギー学会に設置された特別委員会の統計では，石鹸を使用した消費者466万人のうち，2,111人が医療機関にて加水分解コムギ型小麦アレルギーを発症したと確定診断されており，本事例は図らずも食物アレルギー発症における経皮・経粘膜感作の重要性を再認識させる疫学的根拠となった[7]．

眼瞼浮腫を呈する花粉-食物アレルギー症候群
(pollen-food allergy syndrome：PFAS)

経皮・経粘膜感作による食物アレルギーは，ラテックス-フルーツ症候群や花粉-食物アレルギー症候群(pollen-food allergy syndrome：PFAS)にも代表される．前者は天然ゴム製品に含まれるラテックス抗原に感作された患者が交差反応のためにバナナやアボカドやクリに対してアレルギーを生じる疾患で，後者は花粉抗原に感作された患者が交差反応のために果物や野菜にアレルギーを生じる疾患である[14][15]．いずれも原因食物摂取時のアレルギーの主症状は口腔アレルギー症候群(oral allergy syndrome：OAS)でみられる症状と同様で，口腔・咽頭粘膜の過敏症状をきたし，経過によっては全身の蕁麻疹，さらにアナフィラキシーショックを生じる．そして，PFASの場合も，原因食物摂取時のアレルギーの主症状として，感作が成立した部位と考えられる眼や鼻の症状が，しばしば重要であることがわかってきた(後述の症例1)．PFASの代表的なものは，シラカンバの

表 2. 花粉-食物アレルギー症候群の原因抗原（文献 16 より引用）

ファミリー	科	名	PR-10	プロフィリン	LTP
分子量			17 kDa	14 kDa	9〜10 kDa
安定性			熱不安定，易消化性	熱不安定，易消化性	熱安定，消化耐性
花粉	カバノキ科	シラカバ	Bet v 1(シラカンバ)	Bet v 2(シラカンバ)	
		ハンノキ	Aln g 1(ハンノキ)		
	キク科	ヨモギ		Art v 4(ヨモギ)	Art v 3(ヨモギ)
		ブタクサ			Amb a 6(ブタクサ)
野菜/果物	バラ科	リンゴ	Mal d 1(リンゴ)	Mal d 4(リンゴ)	Mal d 3(リンゴ)
		サクランボ	Pru av 1(サクランボ)	Pru av 4(サクランボ)	Pru av 3(サクランボ)
		アンズ	Pru ar 1(アンズ)		Pru ar 3(アンズ)
		モモ	Pru p 1(モモ)	Pru p 4(モモ)	Pru p 3(モモ)
		西洋ナシ	Pyr c 1(西洋ナシ)	Pyr c 4(西洋ナシ)	Pyr c 3(西洋ナシ)
		イチゴ	Fra a 1(イチゴ)		
	セリ科	ニンジン	Dau c 1(ニンジン)	Dau c 4(ニンジン)	
		セロリ	Api g 1(セロリ)	Api g 4(セロリ)	
	マメ科	ピーナッツ	Ara h 8(ピーナッツ)	Ara h 5(ピーナッツ)	
		大豆	Gly m 4(大豆)	Gly m 3(大豆)	

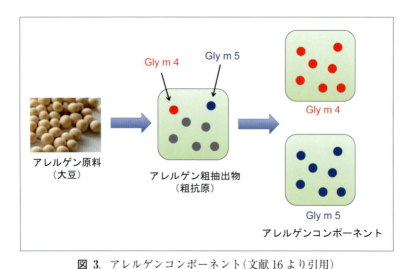

図 3. アレルゲンコンポーネント（文献 16 より引用）
現在の抗原特異的 IgE 検査に使用されている抗原のほとんどが，アレルゲン原料から抽出された粗抽出物(粗抗原)であり，多数の蛋白質が含まれている．抗原特異的 IgE が実際に反応するのは個々の蛋白質であり，厳密にはこれらの蛋白質こそがアレルゲンであるといえる．このように，特異的 IgE と反応する個々の蛋白質のことをアレルゲンコンポーネントと呼んで，粗抗原と区別している．

Bet v 1 やハンノキの Aln g 1 に交差反応してバラ科の果物であるモモの Pru p 1 やリンゴの Mal d 1 にアレルギーを生じる，Bet v 1 アレルゲンファミリー(PR-10)である．PFAS の原因抗原は PR-10(pathogenesis-related protein：感染特異的蛋白質)，プロフィリン，LTP(lipid transfer protein：脂質輸送蛋白質)などが同定されており，各々交差する果物や野菜が多く解明されてきている(表2)[16]．このうち PR-10 やプロフィリンは熱不安定，易消化性の蛋白質であり，これらの抗原が原因の PFAS では果物や野菜の抗原特異的 IgE 検査が陽性となりにくい．原因食物同定のための

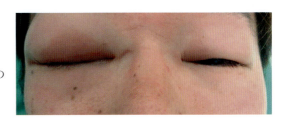

図 4.
症例1の臨床症状
ハンノキ花粉症に交差反応して発症した豆乳アレルギーの主症状は眼瞼浮腫であった.

表 3. 粗抗原を用いた抗原特異的 IgE 検査（イムノキャップ®）

検査項目	イムノキャップ®（U_A/ml）	クラス
ハンノキ	13.3	3
スギ	<0.34	0
ヒノキ	<0.34	0
カモガヤ	<0.34	1
大豆	<0.34	0

表 4. アレルゲンコンポーネントを用いた抗原特異的 IgE 検査（イムノキャップ®）

検査項目	イムノキャップ®（U_A/ml）	クラス
rGly m 4	5.61	3
rGly m 5	0.35	0
rGly m 6	0.35	0

表 5. 花粉-食物アレルギー症候群として発症した豆乳アレルギー患者の抗原特異的 IgE 検査結果（文献18より引用）

測定方法			イムノキャップ®		
測定項目			ハンノキ	大豆	Gly m 4
症例	年齢	性別	クラス（測定値：U_A/ml）		
1	64	男	3（13.3）	0（<0.34）	3（5.61）
2	27	男	2（2.3）	0（<0.34）	2（2.64）
3	62	女	3（13）	1（0.47）	3（16.2）
4	37	女	3（8.58）	0（<0.34）	3（4.34）
5	42	女	3（3.67）	0（<0.34）	2（2.8）
6	69	男	4（31.5）	0（<0.34）	3（4.25）

検査法としては，新鮮な果物や野菜を用いた皮膚テスト（プリック-プリックテスト）が有用であることが多い．アレルゲンコンポーネント（図3）[16]を用いた血液検査は粗抗原を用いた検査よりも有用であるが，今日までに保険適用が認められているものは少なく，交差する花粉の抗原特異的 IgE 検査を行うことによって代用しているのが現状である[17]．

1．眼瞼浮腫を呈した豆乳アレルギー

症例1：20歳代，男性
主 訴：食後のアナフィラキシー
既往歴：約5年前から春の花粉症
現病歴：初診の約1か月前から成分調製豆乳をほぼ毎日飲み始めた．その頃から，飲んだ時に咽頭違和感があった．初診当日の午前1時頃に成分無調製豆乳を飲んだところ，右眼の違和感が生じ，直後に咽頭違和感と喉頭絞扼感，両眼瞼浮腫（図4）が出現したため，救急外来を受診した．抗原特異的 IgE 検査の結果を表3，4に示す．
皮膚テスト：市販の豆乳（as is），エダマメスクラッチエキス（鳥居薬品）ともに3+の陽性
診 断：ハンノキ花粉症に交差反応して発症した豆乳アレルギー

2．当科で経験した豆乳アレルギー6例

表5に，当科で経験した豆乳アレルギー患者6例の抗原特異的 IgE 検査結果を示す[18]．豆乳アレルギー患者では，患者本人の花粉症の自覚の有無に関わらず，ハンノキ（またはシラカンバ）特異的 IgE が陽性で，ハンノキ（またはシラカンバ）に感作をされていることが判明した．粗抗原を用いた大豆特異的 IgE はクラス2以上の陽性を示す患者はいなかった．しかしながら，アレルゲンコンポーネントを用いた血液検査では，全例が豆乳アレルギーの主要なアレルゲンである Gly m 4 特異的 IgE 陽性を示した．これらの結果より，花粉-食物アレルギー症候群を診断する際には，交差する花粉症の血液検査からのアプローチやアレルゲンコンポーネントを用いた血液検査を行う必要がある．

おわりに

本稿で紹介した食物アレルギーは，いずれも IgE 依存性即時型アレルギーの発症機序をとるため，ヒスタミンなどの化学伝達物質の遊離によってアレルギー症状が現れる．このため，治療薬は非鎮静性第2世代抗ヒスタミン薬が中心となる．

食物アレルギーでは，正しい診断に基づいた必要最小限の原因食物の除去が重要なため，まずは正しい診断を行わなければならない．そのような中で，近年，食物アレルギー発症における経皮・経粘膜感作の重要性が再認識されるようになり，臨床症状としての眼瞼浮腫が重要視されるようになってきた．これらのアレルギーの病態を解明するために，今日ではアレルゲンコンポーネントを用いた血液検査が普及し始めてきている．今後，保険適用になるものが増えてくると思われ，我々臨床医にはそれらを使いこなす力が求められてくるであろう．本稿が，眼瞼皮膚・眼瞼/眼球結膜の症状からアレルギーを解明する，明日からの診療の一助となれば幸いである．

文 献

1) 千貫祐子，崎枝 薫，金子 栄ほか：石鹸中の加水分解小麦で感作され小麦依存性運動誘発アナフィラキシーを発症したと思われる3例．日皮会誌，**120**：2421-2425，2010.

2) Fukutomi Y, Itagaki Y, Taniguchi M, et al：Rhinoconjunctival sensitization to hydrolyzed wheat protein in facial soap can induce wheat-dependent exercise-induced anaphylaxis. J Allergy Clin Immunol, **127**：531-533, 2011.

3) Chinuki Y, Kaneko S, Dekio S, et al：CD203c expression-based basophil activation test for diagnosis of wheat-dependent exercise-induced anaphylaxis. J Allergy Clin Immunol, **129**：1404-1406, 2012.

4) Chinuki Y, Takahashi H, Dekio I, et al：Higher allergenicity of large molecular weight hydrolysed wheat protein in cosmetics for percutaneous sensitization. Contact Dermatitis, **68**：86-93, 2013.

5) Chinuki Y, Morita E：Wheat-dependent exercise-induced anaphylaxis sensitized with hydrolyzed wheat protein in soap. Allergol Int, **61**：529-537, 2012.

6) 千貫祐子，森田栄伸：加水分解小麦による小麦アレルギー．MB Derma, **205**：53-59，2013.

7) Yagami A, Aihara M, Ikezawa Z, et al：Outbreak of immediate-type hydrolyzed wheat protein allergy due to a facial soap in Japan. J Allergy Clin Immunol, **140**：879-881, 2017.

8) Morita E, Kunie K, Matsuo H：Food-dependent exercise-induced anaphylaxis. J Dermatol Sci, **47**：109-117, 2007.

9) 森田栄伸（研究代表者）：特殊型食物アレルギーの診療の手引き2015.（厚生労働科学研究）．2015.

10) Matsuo H, Kohno K, Niihara H, et al：Specific IgE determination to epitope peptides of omega-5 gliadin and high molecular weight glutenin subunit is a useful tool for diagnosis of wheat-dependent exercise-induced anaphylaxis. J Immunol, **175**：8116-8122, 2005.

11) Morita E, Matsuo H, Chinuki Y, et al：Food-dependent exercise-induced anaphylaxis-importance of omega-5 gliadin and HMW-glutenin as causative antigens for wheat-dependent exercise-induced anaphylaxis-. Allergol Int, **58**：493-498, 2009.

12) Takahashi H, Matsuo H, Chinuki Y, et al：Recombinant high molecular weight-glutenin subunit-specific IgE detection is useful in identifying wheat-dependent exercise-induced anaphylaxis complementary to recombinant omega-5 gliadin-specific IgE test. Clin Exper Allergy, **42**：1293-1298, 2012.

13) Morita E, Chinuki Y, Takahashi H：Recent advances of in vitro tests for the diagnosis of food-dependent exercise-induced anaphylaxis. J Dermatol Sci, **71**：155-159, 2013.

14) Blanco C, Carrillo T, Castillo R, et al：Latex allergy：clinical features and cross-reactivity with fruits. Ann Allergy, **73**：309-314, 1994.

15) Ortolani C, Ispano M, Pastorello E, et al：The oral allergy syndrome. Ann Allergy, **61**：47-52, 1988.

16) 千貫祐子：経皮感作と食物アレルギー．西日本皮膚科，**80**：419-424，2018.

17) 松木真吾，千貫祐子，新原寛之ほか：診断に好塩基球活性化マーカー CD203c 測定が有用であった豆乳アナフィラキシーの1例．西日本皮膚科，**75**：496-498，2013.

18) 千貫祐子：アナフィラキシー．MB Derma, **268**：24-28，2018.

特集/眼科医のための皮膚疾患アトラス

皮膚バリア機能と経皮感作

横内麻里子[*1]　久保亮治[*2]

Key Words: 皮膚バリア(skin barrier), 角質(stratum corneum), タイトジャンクション(tight junction), ランゲルハンス細胞(Langerhans cell), アトピー性皮膚炎(atopic dermatitis)

Abstract：表皮には角層バリアとタイトジャンクション(TJ)バリアの2つのバリアが存在する．角層バリアが破綻すると，活性化したランゲルハンス細胞がTJバリアを越えて外来抗原を取り込み，経皮感作を通じてTh2タイプの免疫反応が誘導され，新たなアレルギー感作が成立するという，表皮バリア障害を起点としたアレルギーの増幅・悪化の構図が明らかになってきている．表皮バリアを健康な状態に保ち，外来抗原の侵入を抑えることが，アレルギー疾患の予防と治療につながると期待される．

はじめに

近年，アレルギー疾患に関して，遺伝子レベルから疫学まで新たな知見が多々得られ，疾患の病態，治療そして予防に大きなパラダイムシフトが起きている．

従来，食物アレルギーの発症は食物の経口摂取による消化管での感作が主体であると考えられてきた．ところが2008年，Lackらはピーナッツアレルギーについての疫学的研究から，経口的に摂取された食物抗原に対しては免疫寛容が誘導されるが，経皮的に侵入した食物抗原に対しては感作が成立するとの考えを，二重抗原曝露仮説として提唱した[1]．

皮膚から抗原が侵入して感作され，アレルギーを引き起こすにはどのようなメカニズムが働いているのであろうか？　本稿では，表皮バリアとランゲルハンス細胞の関係を中心に，経皮免疫とアレルギーの関係について概説する．

皮膚バリアの構造

皮膚は，我々の身体の外表を覆い，外界と生体の境界をなすバリアとして機能する．皮膚には，体外からの微生物やアレルゲンの侵入から体内組織を守り，体内から細胞や体液などが失われるのを防ぐさまざまな機能が求められる．

哺乳類の皮膚は，表皮・真皮・皮下組織の3層構造に大別される．皮下組織は主に脂肪組織から構成され，中性脂肪の貯蓄や断熱，鈍的な外力などからのクッションの役割を担っている．真皮は主にコラーゲンから構成され，物理的刺激から身体内部を守る．真皮内部には毛囊，脂腺，汗腺，血管，リンパ管などのさまざまな機能を持った構造や，真皮樹状細胞と呼ばれる抗原取得細胞が存在する．最外層の表皮は角化細胞(ケラチノサイト)から構成される重層扁平上皮であり，外表面から順に，角層，顆粒層，有棘層，基底層に分けられる(図1-a, b)．

表皮の最外層に位置する角層は，その表皮バリア機能を古くから周知されてきた．角層は脱核し

[*1] Mariko YOKOUCHI, 〒160-8582　東京都新宿区信濃町35　慶應義塾大学医学部皮膚科学教室/練馬総合病院皮膚科，医長
[*2] Akiharu KUBO, 慶應義塾大学医学部皮膚科学教室，准教授

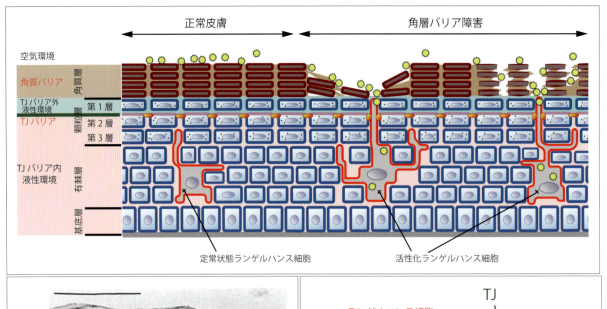

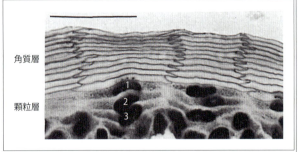
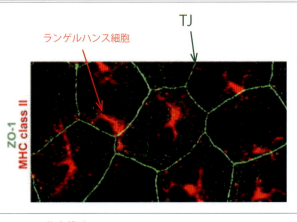

図 1. 皮膚バリアの基本構造

a：表皮の基本構造．表皮最外層の表皮は外表面から順に，角層，顆粒層，有棘層，基底層に分けられる．表皮には，角質バリアとタイトジャンクション(TJ)バリアの 2 種類のバリアがある．TJ バリアは，顆粒層の外側から第 2 層目の細胞同士の間をシールする．顆粒層の内側の有棘層にはランゲルハンス細胞と呼ばれる表皮樹状細胞が散在しており，皮膚における免疫学的バリア機能を担う．ランゲルハンス細胞は通常，角質バリアと TJ バリアのさらに内側の表皮内に存在している．角質バリアの障害を何らかのシグナルにより感知して活性化すると，ランゲルハンス細胞は樹状突起を伸長する．樹状突起は表皮 TJ バリアを突き抜けて TJ バリア外の液性環境にまで至り，TJ バリア外液性環境内に存在する抗原を取得すると考えられる．角質バリアを突き抜けて侵入した外来性のタンパク抗原は，TJ バリアによって体内への侵入を阻止される一方，ランゲルハンス細胞により TJ バリアの外側で抗原取得されることが予想される．

b：ハムスター耳の皮膚断面．角質細胞と 3 層の顆粒層の細胞が，縦方向に規則正しく配列している(文献 7 より一部改変)．

c：表皮 TJ とランゲルハンス細胞を角層側から観察した像．マウス耳より得た表皮シートのホールマウント染色像．TJ の裏打ちタンパクである ZO-1 陽性の細胞接着構造が honeycomb 状に表皮細胞間に形成されている．また，MHC class 2 陽性の樹状細胞であるランゲルハンス細胞も観察される．この視野にあるランゲルハンス細胞は定常状態である(文献 7 より一部改変)．

た角化細胞とその間を埋める細胞間脂質によって構成され，外界との空気環境と体内の液性環境を隔て，体内の細胞を乾燥や外力による障害から守る役割を担う．また，さまざまな抗菌ペプチドを含み，皮膚表面の細菌叢をコントロールしている．

角層の下の顆粒層には，表皮における第 2 のバリアとなるタイトジャンクション(TJ)が存在する．TJ は，細胞間を通る物質移動を制限するバリアとして機能し，表皮バリア機能において重要な役割を担う．比較的新しく発見された表皮バリア

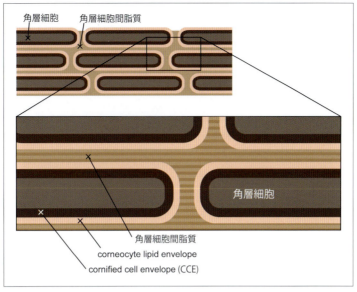

図 2. 角層の構造
角層細胞の細胞膜の内側は,裏打ちタンパクの結合により形成された cornified cell envelope で覆われている.角層細胞の細胞外表面には,1層の corneocyte lipid envelope が存在する.角層細胞間は,角層細胞間脂質層により満たされている.

である(図1-a).

顆粒層の下の有棘層には,ランゲルハンス細胞と呼ばれる表皮樹状細胞が散在しており,真皮内の真皮樹状細胞とあわせて,皮膚の免疫機構において重要な役割を果たしている(図1-a,c).

角層バリアの構造と機能

バリアとしての角層を考えるうえで,角層の構造のなかで重要な3つの要素は①角層細胞(脱核した角化細胞)内のケラチン,フィラグリンとその分解産物,②cornified cell envelope(CCE)と呼ばれる,インボルクリン,ロリクリンなどの裏打ちタンパクの結合により,厚く頑丈になった角層細胞の細胞膜,③角層細胞間脂質,である(図2).また,CCE と角質細胞間脂質層の間に存在する corneocyte lipid envelope もこれらの3要素とともに,角層のバリア機能維持に寄与している[2][3].

1. ケラチン,フィラグリン

ケラチンは,角化細胞では細胞間接着因子であるデスモゾームに連結して存在し細胞間接着に働くが,角層では,エンボプラキン,ペリプラキン,ロリクリンなど,CCE の構成成分と結合している.ケラチン分子群には多くの種類のケラチンが含まれるが,特に表皮有棘層から角層に存在するケラチンであるケラチン1,10,2,9の遺伝子変異は,有棘細胞層上層から顆粒細胞層におけるケラチン線維の異常な凝集と細胞間接着の剥離を引き起こし,表皮融解性魚鱗癬(ケラチン1,10の遺伝子変異),表在性表皮融解性魚鱗癬(ケラチン2の遺伝子変異),Vörner 型掌蹠角化症(ケラチン9,1の遺伝子変異)などの角化異常症の病因となる.

フィラグリンは角層細胞の中のケラチン線維を凝集させ束ねることで,角層のバリアを強固なものとしている.フィラグリンはアミノ酸にまで分解されると天然保湿因子となり,皮膚の水分保持にも働く.フィラグリンの遺伝子変異により,フィラグリンが減少あるいは欠損すると,正常の角化過程が障害され,角層バリア機能の低下をきたすことが示されている.フィラグリンをコードする遺伝子変異は尋常性魚鱗癬という遺伝性角化異常症を引き起こすことが知られていたが,2006年にこの遺伝子変異が,アイルランド人のアトピー性皮膚炎患者の約半数に認められることが報告され[4],フィラグリンの遺伝子変異がアトピー性皮膚炎の重要な発症因子であることが示された.

2．Cornified cell envelope（CCE）

角層細胞の細胞膜が，細胞質側からの裏打ちタンパクの結合により補強され，厚く丈夫になった膜構造がCCEである．この構造は角化外膜とも呼ばれ，角層細胞を殻状に取り囲み，角層細胞の強度を保ち，角層細胞間脂質形成の土台として働く．このCCEを構成する分子は，cornified envelope precursor proteins（周辺帯前駆体タンパク質）と呼ばれる一連のタンパク質であり，エンボプラキン，ペリプラキンというプラキンファミリーのタンパク，インボルクリン，ロリクリン，small proline rich protein（SPR）ファミリーのタンパクであるSPR1，SPR2などが含まれる．

3．角層細胞間脂質

角層細胞間には，層状の構造をとる脂質が角層細胞間の間隙を埋めるように存在し，特に物質の透過に対してバリア機能を発揮する．角層下の表皮顆粒層において，層板顆粒という細胞内小器官に脂質が蓄積され，細胞外に分泌されて角層細胞間脂質となる．角層細胞間脂質層は，セラミド，遊離脂肪酸，ステロール類（主にコレステロール）によって構成されている．層板顆粒の脂質輸送に関わる膜タンパクATP-binding cassette transporter A12（ABCA12）の機能欠失変異は，道化師様魚鱗癬という角化異常症を引き起こす．また，セラミドの生成系の各段階の異常で，それぞれ角化異常症が発症することが明らかになっている．

上述した遺伝子変異による種々の角化異常症は，程度の差こそあれ遺伝性の角層バリア障害を引き起こす．しかしながら，我々にとってより身近なのは，いわゆる外因性の角層バリア障害である．湿度の低い環境下において角層表面の水分含有量が低下することによる乾皮症[5]，強く擦るという物理的刺激，界面活性剤を含むアルカリ条件下での皮膚洗浄[6]などが角層バリア機能の破綻を招くことが知られている．

表皮における TJ バリア

TJ は密着結合とも呼ばれ，クローディンという細胞間接着分子が重合して TJ ストランドと呼ばれる構造を作り，隣り合う細胞膜中の TJ ストランドと対合することにより，細胞膜間を密着させて細胞間を通る物質移動を制限するバリアを形成する．腸管・気管などの単層上皮では，隣り合う細胞同士の接着面の最も頂側に TJ が存在する．一方，重層扁平上皮である表皮では，最表層から2番目の細胞層である顆粒層第2層目の細胞同士が接着する接着面の最も頂側に TJ が存在することが，マウス皮膚およびヒト皮膚を用いた解析から明らかになっている（図1-a）[7]．

角層が死細胞から構成される静的なバリア構造であるのに対し，TJ バリアは常に新生と分解のサイクルを続けている動的な構造といえる．表皮 TJ バリアはダイナミックに生成，再編成，消失を繰り返すことによって，変化する外界の環境に柔軟に適応している．

ランゲルハンス細胞による抗原捕捉機構

ランゲルハンス細胞は，定常状態においては表皮 TJ バリアの内側に存在している．角層バリアにダメージが生じると，ランゲルハンス細胞は活性化する．活性化したランゲルハンス細胞は，TJ バリアを越えて角層直下まで樹状突起を延長し，TJ バリアの外側で樹状突起の先端から抗原取得を行う（図3-a）．ランゲルハンス細胞が TJ バリアを越えるときには，隣り合う角化細胞との間に新たな TJ バリアを形成しながら TJ の外側に樹状突起を伸ばすため，TJ バリアが破綻することはない．すなわち，角層バリアが破綻して外来タンパク抗原が侵入してきた場合は，そのタンパク抗原は TJ バリアにより生体内への侵入を妨げられる一方で，角質バリア破綻を検知して活性化したランゲルハンス細胞により，TJ バリアの外側で抗原取得されると考えられる[8]．

ランゲルハンス細胞は，活性化した後およそ48

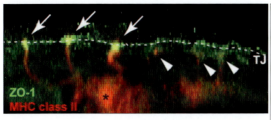
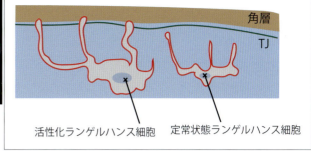
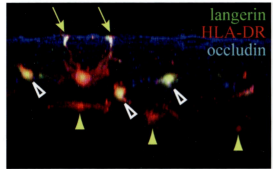
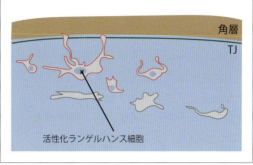

a/b

図 3. ランゲルハンス細胞の活性化

マウス表皮(a)とヒト表皮(b)での活性化ランゲルハンス細胞(マウス表皮：MHC class 2 陽性表皮内樹状細胞，ヒト表皮：HLA-DR 陽性表皮内樹状細胞). 定常状態のランゲルハンス細胞が表皮 TJ バリアの内側にとどまるのに対し，活性化したランゲルハンス細胞の樹状突起は TJ バリアの外側へと伸長する(文献 7, 8 より一部改変).

時間以内に表皮から真皮へと遊走し，リンパ管を通ってリンパ節へと移動し，T 細胞へ抗原提示を行う．マウスを用いた実験では，表皮に塗布された ETA(ブドウ球菌が産生する分子量 32 kD のタンパク分子)をランゲルハンス細胞が TJ バリアの外側で捉えることにより，Th2 タイプの免疫反応が成立することが示されている[9]．

さらに，アトピー性皮膚炎患者の病変部の皮膚では，活性化した表皮のランゲルハンス細胞がTJ を越えて突起を伸ばす像が多数みられており(図3-b)[8]，アトピー性皮膚炎に代表されるバリアの障害された表皮では，ランゲルハンス細胞により，皮膚表面の外来抗原の取り込みが活発に行われていることが明らかになった．また，アトピー性皮膚炎患者皮膚のランゲルハンス細胞は，IgE に対するレセプターを発現している．ところが，活性化し TJ を越えて突起を伸ばしているランゲルハンス細胞でも，IgE レセプターの分布は TJ バリアの内側に位置する細胞膜上に限られていた．

この結果は，ランゲルハンス細胞における IgE を介した反応は，外来抗原が TJ バリアの内側にまで侵入して初めて起こることを示唆している．

このように，皮膚の角層バリアの破綻により，活性化したランゲルハンス細胞が TJ バリアを乗り越えて TJ バリア外側から外来抗原を取り込み，経皮感作を通じて Th2 タイプの免疫反応が誘導され，新たなアレルギー感作が成立するという，表皮バリア障害を起点としたアレルギーの増幅・悪化の構図が明らかになった．

経皮感作とアレルギー

経皮感作が成立すると，体内に侵入した抗原に対しアレルギー反応が惹起され，容易に皮膚炎が生じる．炎症の生じた皮膚では角層バリアの形成異常や，搔爬による角層バリア破綻が引き起こされ[10]，さらに外来抗原が体内へ取り込まれやすい環境が生じる．すなわち，バリア障害→抗原取り込み→炎症→バリア障害という悪循環が生じ，連

鎖的に新しいアレルギー感作を誘導することで，皮膚炎の増悪や慢性化，さらに食物アレルギーや喘息の発症にもつながっていくことが予想される．

このような悪循環を断ち切る，またはそもそも悪循環を生じさせない，という試みが，バリア障害に起因する慢性皮膚炎であるアトピー性皮膚炎患者に対して行われている．すなわち，プロアクティブ療法と新生児期からの予防的治療介入である．プロアクティブ療法では，まずステロイド外用薬や免疫抑制剤のタクロリムス軟膏などの抗炎症外用薬を集中的に外用して炎症を抑え寛解導入する．その後，保湿剤によるスキンケアに加え，皮疹があった部位に抗炎症外用薬を週1〜2回程度塗布する．速やかに寛解導入し，寛解期間中は悪化してから外用薬を使用するのではなく，再燃しないように先手を打っておくのがプロアクティブ療法の特徴である．また，新生児期から全身に保湿剤を定期塗布することにより，アトピー性皮膚炎の発症率が有意に低下したことが近年報告されており[11)12)]，今後アトピー性皮膚炎の治療・予防においては，表皮バリア機能維持に重点をおいたアプローチが主流になっていくものと考えられる．

眼を経皮感作の起点にしないために

顔面の角層細胞層数は10層以下（体幹は約15層）と薄く，物理的に他部位と比較して脆弱である[13)]．特に眼の周りは，コンタクトレンズの付け外しや，眠い時に目を擦るなどの習慣から，機械的な刺激に晒されやすい．さらに女性の場合はアイメイクも問題となる．メイクアップアイテム，特にビューラーの使用やアイライナーなどが物理的ダメージの原因となることは言うに及ばない．さらに，手軽に使われるメイクオフアイテムである市販のクレンジングシートにはエタノールを含有するものが多い．エタノールによる皮膚バリア障害の報告は現在のところなかったが，角層水分量の低下をきたすことが知られており[14)]，年余にわたり繰り返す使用によりバリア障害を引き起

こす可能性は十分にある．

眼周囲の皮膚を経皮感作の起点としないためには，眼を触る習慣をつけない，メイクアップの際に過度に刺激しない，メイクオフなどの際に擦りすぎない・洗いすぎない，洗顔後は適度に保湿するなど，皮膚バリアの保護に努めるべきである．そして，炎症を生じた際は，ステロイド外用薬や抗アレルギー剤の適切な使用により，できるだけ早期に沈静化させることが重要である．

文 献

1) Lack G, Fox D, Northstone J, et al：Factors associated with the development of peanut allergy in childhood. N Engl J Med, **348**：977-985, 2003.

2) 秋山真志：表皮角層バリア機能を担う分子群. MB Derma, **245**：1-6, 2016.

3) 石塚洋典：皮膚バリア形成とバリア不全が関与する皮膚疾患．日本臨床免疫学会会誌, **40**(6)：416-427, 2017.

4) Palmer CN, Irvine AD, Terron-Kwiatkowski A, et al：Common loss-of function variants of the epidermal barrier protein filaggrin are a major predisposing factor for atopic dermatitis. Nat Genet, **38**(4)：441-446, 2006.

5) 田上八朗：ドライスキンへのアプローチ．日本香粧品学会誌, **38**(1)：15-21, 2014.

6) 奥田峰広，吉池高志：皮膚洗浄方法の角層バリア機能に及ぼす影響について．日本皮膚科学会会誌, **110**(13), 2115-2122, 2000.

7) Kubo A, Nagao K, Yokouchi M, et al：External antigen uptake by Langerhans cells with reorganization of epidermal tight junction barriers. J Exp Med, **206**：2937-2946, 2009.
   Summary 表皮ランゲルハンス細胞が，タイトジャンクションバリアの外側に樹状突起を伸ばして，角質層を通り抜けてきた抗原やアレルゲンを積極的に捕捉することを明らかにした文献.

8) Yoshida K, Kubo A, Fujita H, et al：Distinct behavior of human Langerhans cells and inflammatory dendritic epidermal cells at tight junctions in patients with atopic dermatitis. J Allergy Clin Immunol, **134**：856-864, 2014.

9) Ouchi T, Kubo A, Yokouchi M, et al：Langerhans cell antigen capture through tight junctions confers preemptive immunity in experi-

mental staphylococcal scalded skin syndrome. J Exp Med, **208**：2607-2613, 2011.

Summary ランゲルハンス細胞がブドウ球菌が産生する表皮剝脱毒素（ブドウ球菌性熱傷様皮膚症候群の原因となる毒素）をTJバリアの外側で捕捉することにより，Th2タイプの免疫反応が成立することを示した文献.

10）Yuki T, Komiya A, Kusaka A, et al：Impaired tight junctions obstruct stratum corneum formation by altering polar lipid and profilaggrin processing. J Dermatol Sci, **69**(2)：148-158, 2013.

11）Horimukai K, Morita K, Norita M, et al：Application of moisturizer to neonates prevents development of atopic dermatitis. J Allergy Clin Immunol, **134**：824-830 e6, 2014.

12）Simpson EL, Chalmers JR, Hanifin JM, et al：Emollient enhancement of the skin barrier from birth offers effective atopic dermatitis prevention. J Allergy Clin Immunol, **134**：818-823, 2014.

13）田上八朗：アトピー性皮膚炎と皮膚のバリア機能. アレルギー, **54**(5)：445-450, 2005.

14）菊地克子：MPCポリマー配合ゲル状速乾性擦式アルコール手指消毒剤使用による皮膚機能変化の検討. 環境感染誌, **24**(1)：36-41, 2009.

特集/眼科医のための皮膚疾患アトラス

アトピー性皮膚炎と眼瞼炎

天野博雄*

Key Words : アトピー性眼瞼炎(atopic blepharitis), アトピー性皮膚炎(atopic dermatitis), タクロリムス軟膏外用(topical tacrolimus ointment), シクロスポリン内服(systemic cyclosporine)

Abstract : アトピー性皮膚炎は, 瘙痒のある湿疹を主病変とする皮膚の炎症性疾患であり, 増悪・軽快を繰り返すのが特徴である. アトピー性皮膚炎では, 全身のさまざまな部位に瘙痒を伴う湿疹病変が生じるが, 眼瞼周囲に湿疹病変があるアトピー性眼瞼炎では, 特に瘙痒が強く執拗に搔破を繰り返すことが多い. 眼周囲を繰り返し搔破・叩打することで, 網膜剝離や白内障などを引き起こしてしまうこともしばしばである. 眼瞼周囲の湿疹病変に強力な副腎皮質ステロイド外用薬を用いることは, 皮膚および眼に対する副作用の観点から躊躇されるため, 他部位と比較して治療に難渋することが多い. 副腎皮質ステロイド外用薬およびタクロリムス軟膏を適切に使用し, 皮疹の状態によってはシクロスポリン内服も選択肢に入れて治療することが必要であろう. アトピー性眼瞼炎の治療にあたっては, ヘルペスや細菌感染症の発症や併発, 外用薬による皮膚萎縮・毛細血管拡張・毛囊炎, さらには緑内障・白内障の発症に十分に注意しなければならない. アトピー性眼瞼炎は眼科医, 皮膚科医が連携・協力して治療を行うことが望まれる.

アトピー性皮膚炎とは

「アトピー性皮膚炎は, 増悪と軽快を繰り返す瘙痒のある湿疹を主病変とする疾患であり, 患者の多くはアトピー素因を持つ」と定義されている[1]. アトピー性皮膚炎の発症機序としては, 皮膚表皮のバリア機能障害と免疫機構異常が2大要因と考えられている. 加えて, ダニ・ハウスダスト・乾燥・細菌・ストレスなどの環境・後天的要因が関与して発症する. 表皮のバリア機能障害を起こす原因として, 皮膚角層内セラミドの低下やフィラグリンの遺伝子変異が指摘されている. バリア機能障害があるために物理刺激やアレルゲン・微生物の侵入が生じ, その結果, 痒みが惹起される. 痒みは搔破行動を引き起こし, その結果バリアはさらに破壊され, 易刺激性が高まり再び痒みが増悪するという悪循環が形成される. 免疫機構の異常は, ヘルパー T 細胞のアンバランス, すなわち Th1/Th2 バランスが Th2 側にシフトしている状態であると考えられている. 最近では thymic stromal lymphopoietin(TSLP), IL-4,13, さらに IL-31 の関与が注目されている. 特に IL-4,13 に関しては 2018 年にヒト型抗ヒト IL-4/13 受容体モノクローナル抗体が上市され, 既存の治療に抵抗性のアトピー性皮膚炎に対して新たな治療法が加わった.

アトピー眼症・アトピー性眼瞼炎

アトピー性皮膚炎に伴う眼合併症をアトピー眼症と呼び, 角結膜炎, 白内障, 網膜剝離などが該当する[2]. これらの発症には, 眼瞼周囲の湿疹病変, すなわち"アトピー性眼瞼炎"が深く関与して

---

* Hiroo AMANO, 〒020-8505 盛岡市内丸 19-1 岩手医科大学医学部皮膚科学講座, 教授

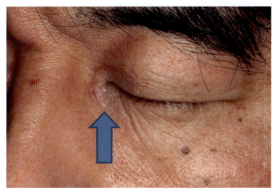

図 1. アトピー性眼瞼炎の臨床像(軽症)
内眼角部に軽度の鱗屑を付す紅斑

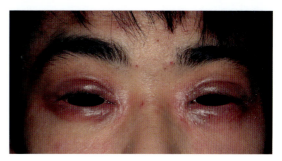

図 2. アトピー性眼瞼炎の臨床像(重症～最重症)
両側眼瞼周囲の皮膚は著明に肥厚し，亀裂，滲出液，苔癬化がみられる．前額部，頬部にも紅斑，搔破痕がある．

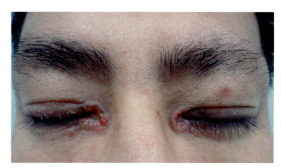

図 3. アトピー性眼瞼炎の臨床像(中等症～重症)
両側上眼瞼，内眼角部の皮膚は肥厚し，びらん，亀裂，滲出液，苔癬化がみられる．

いる．強い痒みのため繰り返し皮膚を搔破し，場合によっては眼を強く叩打する．そのため，眼瞼周囲の皮膚の湿疹病変の悪化のみならず網膜剝離や白内障を引き起こすこともある．また，搔破を繰り返すことで，結膜に存在する肥満細胞の脱顆粒を引き起こし，結膜でアレルギー炎症を引き起こし角結膜炎が増悪することが知られている．角結膜炎は眼瞼周囲への痒みにも影響を与え，さらに搔破を継続させる．

アトピー性眼瞼炎の臨床

アトピー性眼瞼炎は顔面に難治性湿疹病変，紅斑をもつ成人型アトピー性皮膚炎患者にしばしばみられる．アトピー性眼瞼炎の鑑別疾患については点眼薬，外用薬，化粧品による接触皮膚炎・刺激性皮膚炎や酒皶など種々の疾患があるが紙面の都合上割愛する．ぜひ本誌 33 頁「眼瞼・結膜に起こる接触皮膚炎」や Wolf らの論文を参照されたい[3]．アトピー性眼瞼炎の臨床は，軽症では鱗屑を付す紅斑であるが(図 1)，重症化すると皮膚の肥厚，亀裂，苔癬化(皮膚が肥厚し，皮野，皮溝が顕著となる状態)，浸軟がみられてくる．図 2，3 に典型的な重症～最重症のアトピー性眼瞼炎の臨床像を示す．両側眼瞼周囲の皮膚は著明に肥厚し亀裂，滲出液，苔癬化がみられる．眼瞼炎は図にみられるように対称性のことが多い．このような症例では，網膜剝離・白内障などの病変，発症に十分に注意する必要がある．眼科以外の医師が診察する際には患者に眼科を受診するよう強く勧め，眼科医師による診察・治療を受ける必要がある．

アトピー性眼瞼炎の治療

アトピー性眼瞼炎の治療，すなわち眼瞼周囲の湿疹病変の治療は通常の湿疹病変に準じて，①湿疹病変の改善，②痒みの抑制，③搔破の抑制，の 3 点を考え治療を行う．治療には，はじめに副腎皮質ステロイド外用薬，タクロリムス軟膏，抗アレルギー薬内服を適宜用いる．

副腎皮質ステロイド外用薬

副腎皮質ホルモンはその薬効によって weak，medium(mild)，strong，very strong，strongest に分類される[4]．眼瞼周囲は皮膚(角層)が薄く，毛包・脂腺を介する外用薬の吸収も高く，その結果，副腎皮質ステロイド外用薬による副作用が生じやすい．使用にあたっては，まずマイルドクラスの副腎皮質ステロイド外用薬(ロコイド®軟膏，キンダベート®軟膏，アルメタ®軟膏)を用いる．

しかしながら，他部位と比較して眼瞼周囲のマイルドクラスのステロイド外用薬の効果は乏しいことが多い．その理由の1つとして，容易に手が届く部位であり，掻破してしまうことが挙げられる．また，眼に近いということで十分な外用量が塗布されていないということもあろう．マイルドクラスのステロイド外用薬で湿疹病変が改善しない場合，ストロングクラス以上の強力な副腎皮質ステロイド外用薬をごく短期間使用することも一法である．ただし，ステロイド外用薬による皮膚局所の副作用が生じる危険性も高いため，外用療法に熟知した皮膚科専門医の指導のもと，適切に使用すべきである．勿論，ステロイド外用薬による緑内障や白内障にも留意する必要がある．

タクロリムス軟膏（プロトピック®軟膏）

アトピー性皮膚炎の顔面の湿疹病変に対してはタクロリムス軟膏（プロトピック®軟膏）がしばしば用いられる．タクロリムスは放線菌が産生するマクロライド骨格を有する化合物であり，免疫抑制作用を持つことが知られている．分子量が800台であり，正常皮膚からは吸収されないという特徴をもつ．正常皮膚からも吸収されるステロイドと比べて多様な副作用が起こりにくい．欠点としては，刺激感，灼熱感がみられることである．ただし，刺激感，灼熱感は皮疹が改善すると軽減することもわかっているので，その旨説明をして使用が継続できると良い．タクロリムス軟膏はステロイド外用薬で生じる局所副作用がなく効果も高いためアトピー性皮膚炎の顔面病変の治療に頻用されている．タクロリムス軟膏は0.1%成人用と0.03%小児用の2種類があり，通常，夜1回病変部に塗布する．アトピー性眼瞼炎においても，眼，皮膚への刺激感に注意し，タクロリムス軟膏の外用を試すべきである[5]．図1のような軽症例ではタクロリムス軟膏が著効することが多い．タクロリムス0.1%外用薬で刺激感が強い場合には，0.03%小児用外用薬を試すのも良い．紅斑やびらんが顕著な場合には，まず0.03%小児用外用薬を

試し，刺激感が少ないことを確認してから0.1%成人用外用薬を用いると上手く使用できることもある（ただし，成人に対し，0.03%小児用タクロリムス外用薬の使用が保険上許容されるかについては各都道府県により異なるので確認が必要）．ステロイド外用薬，タクロリムス軟膏いずれの場合も眼瞼周囲の単純ヘルペス感染症（カポジ水痘様発疹症），膿痂疹の発症には十分に注意する必要がある．

シクロスポリン（ネオーラル®）内服療法

シクロスポリン（ネオーラル®）はカルシニューリンを阻害しTリンパ球の活性化を抑制することにより効果を発揮する．IL-2, IFN-γなど各種炎症性サイトカインの転写を特異的かつ可逆的に抑制する．シクロスポリンは最重症アトピー性皮膚炎に保険適用を有している．筆者らはシクロスポリンの内服療法がアトピー性眼瞼炎の治療に奏効することを経験している[3]．通常通り，3mg/kgの投与を1週間ほど行う（図4, 5）[6][7]．高血圧，腎機能障害など注意すべき点もあるが，図に供覧するように，外用療法では効果が得にくい場合でも著明に軽快することがある．ステロイド外用による皮膚局所作用，ステロイド内服による全身への影響，そしてステロイド外用・内服による緑内障などが懸念される場合など，状況に応じて試みるべき治療と考える．特筆すべき点として，痒みも十分に抑えることができ，掻破しないことで網膜剥離の防止なども期待できる．軽快後にタクロリムス軟膏を間歇的に塗布することで眼瞼炎の発症を抑える良好な状態を維持するようにする（プロアクティブ療法）[1]．

掻破の抑制については湿疹病変を改善させ，痒みを抑えることができれば自ずと軽快するが，痒みが少ないにもかかわらず嗜癖行動として掻破を繰り返している場合もある．抗ヒスタミン薬の内服は基本治療として行い，さらに掻破しないよう，眼周囲の皮膚に触れないよう，外用薬を塗布する場合にすり込んだり，掻いたり叩いたりしな

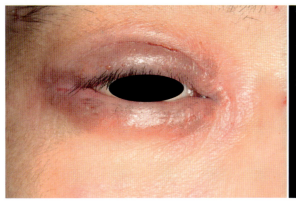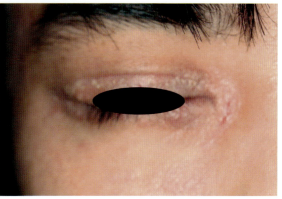

a|b 図4. アトピー性眼瞼炎に対するネオーラル®治療例
ネオーラル® 3 mg/kg の投与を1週間行い,眼瞼周囲の腫脹・紅斑は著明に改善した(a:治療前,b:治療後).苔癬化,鱗屑は残存している.

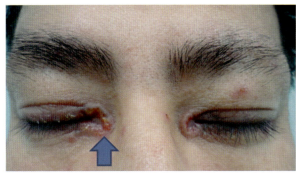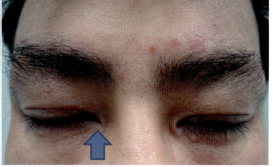

a|b 図5. アトピー性眼瞼炎に対するネオーラル®治療例
ネオーラル® 3 mg/kg の投与を1週間行い,両側上眼瞼,内眼角部の皮膚肥厚,びらん,亀裂,滲出液,苔癬化は著明に改善した(a:治療前,b:治療後).

いよう指導することも非常に重要である.

一方で,眼瞼炎を有するアトピー性皮膚炎の場合,角結膜炎のために眼瞼周囲に痒みを生じることがしばしばある.角結膜炎の治療にあたっては,抗ヒスタミン薬の点眼,場合によっては低力価・高力価ステロイド点眼を併用する.結膜に増殖性変化がみられるアレルギー性結膜疾患の場合にはタクロリムス点眼の使用を考えるが,この点については眼科医による治療を受けてもらうことが肝要である.

おわりに

アトピー性眼瞼炎のある患者では,アトピー性皮膚炎そのものの病勢が悪化していることが多い.アトピー性眼瞼炎の治療にあたっては,アトピー性皮膚炎全体の治療を考慮しつつ,さらにアトピー眼症の発症,ステロイド外用薬の局所副作用,眼・皮膚への刺激感,カポジ水痘様発疹症・伝染性膿痂疹などの感染症の発症などに十分に注意し,副腎皮質ステロイド外用薬およびタクロリムス軟膏を適切に使用すること,症状によってはシクロスポリン内服も治療の選択肢に加えることが必要である.アトピー性眼瞼炎は眼科と皮膚科が連携・協力して治療を行うべき疾患であり,それが患者のQOL向上に繋がるであろう.

文 献

1) アトピー性皮膚炎診療ガイドライン作成委員会:アトピー性皮膚炎診療ガイドライン 2018. 日本皮膚科学会雑誌,128:2431-2502,2018.
2) 海老原伸行:アトピー性皮膚炎とアトピー眼症. アレルギーの臨床,26:356-360,2006.
3) Wolf R, Orion E, TüZün Y:Periorbital(eyelid) dermatides. Clin Dermatol, 32:131-140, 2014.

Summary 眼周囲・眼瞼の皮膚疾患を詳細に解説した文献.

4) 江藤隆史, 大槻マミ太郎:ステロイド外用薬の使い方ガイド. 学研メディカル秀潤社, 2015.

5) 海老原伸行:痒みとタクロリムス軟膏. アレルギーの臨床, **27**:371-376, 2007.

6) 天野博雄, 山中正義, 安部正敏ほか:アトピー性皮膚炎に対するシクロスポリン短期投与における臨床効果とシクロスポリン血中濃度の検討. 皮膚の科学, **8**:297-302, 2009.

7) 天野博雄:アトピー性眼瞼炎の臨床と免疫抑制薬. アレルギーの臨床, **35**:652-654, 2015.

特集／眼科医のための皮膚疾患アトラス

花粉症と眼瞼炎

横関博雄*

Key Words : スギ花粉(cedar pollen), 空気伝搬性接触皮膚炎(airborne contact dermatitis), アトピー性眼瞼炎(atopic dermatitis), 花粉症(pollinosis)

Abstract : スギ花粉症患者に眼症状, 鼻症状以外の呼吸器症状, 消化器症状, 咽頭症状, 発熱などがみられスギ花粉症は全身性疾患の1つと考えられている. また, スギ花粉の飛散量が多い年には, 飛散するスギ花粉が眼瞼の皮膚に接触することが原因と思われるスギ花粉眼瞼炎と呼ばれる皮膚症状が多くみられる可能性が高い. スギ花粉眼瞼炎はスギ花粉抗原による空気伝搬性接触皮膚炎の1つと考えられてきている. スギ花粉による眼瞼炎の治療はスギ花粉症と同じで早期に抗ヒスタミン薬を投与することと外出後には洗顔をまめにして抗原を除去することである.

はじめに

スギは日本固有の裸子植物であり, その花粉は2～4月にかけて沖縄, 北海道北部, 東部を除く広い領域で飛散する. スギ花粉症はこの時期に鼻汁, 鼻閉などの鼻症状と眼の痒み, 眼球結膜の充血など眼症状がみられる疾患で, 1963年に堀口らにより報告されて以来, 急激に増加している[1]. スギ花粉症患者に眼症状, 鼻症状以外の呼吸器症状, 消化器症状, 咽頭症状, 発熱などがみられ, スギ花粉症は全身性疾患の1つと考えられている. また, スギ花粉の飛散量が多い年には, 飛散するスギ花粉が眼瞼の皮膚に接触することが原因と思われるスギ花粉眼瞼炎と呼ばれる皮膚症状が多くみられる可能性が高い. スギ花粉眼瞼炎はスギ花粉抗原による空気伝搬性接触皮膚炎の1つと考えられてきている[2～8]. また, 花粉眼瞼炎は春だけでなく秋にも発症することが明らかになっている.

臨床的特徴

花粉眼瞼炎の典型的な特徴は, 第一に春先もしくは秋に生じ, 他の季節には生じないこと, 次に, 眼瞼, 顔, などの露出部位もしくは頸部など間擦部に生じやすいこと, そして臨床的な特徴は典型的なアレルギー接触皮膚炎と異なり, 丘疹, 水疱を混じた多彩な湿疹局面は通常形成されず, 一見蕁麻疹様の浮腫性紅斑が初発疹である点である. この蕁麻疹様の紅斑は赤みが強く境界が鮮明であることが特徴である(図1). このような特異疹の病型で発症するのは, 若い女性に多いと考えられている. 小島らはスギ花粉による皮膚炎の皮膚症状をまとめ, 特異疹としてこの浮腫性の紅斑を挙げている[6]. その他の特異疹として, 小丘疹型, 潮紅型などの病型も分類し, その他, 顔面の多彩な湿疹型反応も表れることがあると述べている. 小丘疹型は, 瘙痒を伴う瀰漫性な半米粒大の浮腫性の小丘疹が散在する病型であり, 潮紅型は眼囲, 頬部に痒みの強い潮紅のみを認める病型とし

---

* Hiroo YOKOZEKI, 〒113-8519 東京都文京区湯島1-5-45 東京医科歯科大学大学院皮膚科学分野, 教授

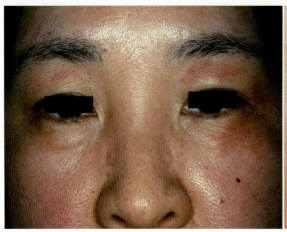
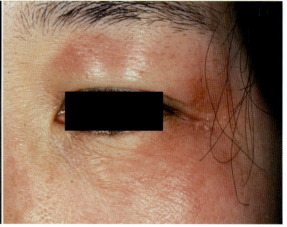

図 1. 典型的なスギ花粉皮膚炎の顔の症状(56 歳, 女性)

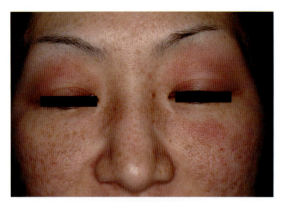

図 2. 秋のスギ花粉眼瞼炎(36 歳, 女性)
　　(浅井俊弥先生より供与)

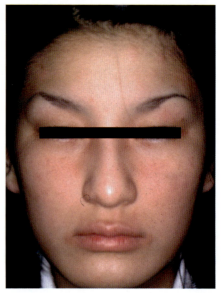

図 3. ブタクサ花粉によるアトピー性皮膚炎の増悪(16 歳, 女性)

ている. このような花粉による皮膚炎はスギ花粉に限らずシラカバ, 牧草, ブタクサなどの他の花粉による空気伝搬性接触皮膚炎の報告もある. 浅井らにより春以外に秋の 11～12 月にかけて眼瞼皮膚炎の患者数が多くなることが報告されているが, スギ花粉の秋の飛散による眼瞼皮膚炎(図 2)と, ブタクサなどの秋花粉抗原による眼瞼皮膚炎(図 3)の患者が増加するためと考えられている.

検査所見

花粉による眼瞼炎を最終的に診断するためには, 以上のような臨床的に特徴のある症例に, 次のようなアレルギー検査を試行する必要がある.

1. スギ RAST

スギ抗原に特異的な IgE 抗体(スギ RAST)が陽性であることである. しかし, スギ RAST は皮膚症状を伴わないスギ花粉症でも陽性所見が得られるため確定診断には有用でない.

2. スギスクラッチテスト

鳥居薬品のスギ皮内反応液を 1 滴, 正常皮膚に滴下した後にツベルクリン針で皮膚に浅い傷をつけて即時反応を検出する. スギスクラッチテストを施行すると, 15 分後に膨疹が形成されるだけでなく 24 時間後に丘疹を伴う紅斑が認められることが重要な検査所見である.

3. スギスクラッチ(ストリッピング)パッチテスト

スギによるスクラッチ(ストリッピング)後にフィンチェンバーの濾紙にスギ皮内反応液を 1

滴,滴下しパッチテストを施行する.スギのスクラッチ(ストリッピング)パッチテストでは24時間後,48時間後,72時間後に陽性となるのが特徴である.このスギ抗原によるスクラッチパッチテストは,最もスギ花粉眼瞼炎の診断に有用でありスギ花粉症の患者では陰性であることが多いがスギ花粉皮膚炎では陽性率が高い.

4.病理組織学的検索

病理組織検査は診断において有用である.アトピー性皮膚炎を合併しないスギ花粉皮膚炎の皮膚病変の病理組織学的所見は表皮内に好酸球,小円形細胞がわずかに浸潤するが,明らかなspongiosis(海綿状態)という湿疹反応に特徴的な表皮変化はみられず,表皮細胞間浮腫,表皮内細胞浸潤のみ認められる[8].真皮には浮腫が認められ,血管周囲に好酸球とともに小円形細胞の浸潤が認められる.

鑑別疾患

スギ花粉眼瞼炎の特徴は,春先に生じ,他の季節には生じないこと,次に,眼瞼,顔などの露出部位もしくは頸部など間擦部に生じやすいこと,典型的なアレルギー接触皮膚炎と異なり丘疹,水疱を混じた多彩な湿疹局面は通常形成されず,一見蕁麻疹様の浮腫性紅斑が初発疹である点である.この蕁麻疹様の紅斑は赤みが強く境界が鮮明であることが特徴である(図1).このような特異疹の病型で発症するのは,若い女性に多いと考えられている.臨床的には以下の疾患が鑑別に挙げられる.

1.アトピー性眼瞼炎

アトピー性皮膚炎の季節の変化による増悪が最も鑑別に苦慮する疾患である.春先に増悪した時はスギ花粉以外の増悪因子がないことを確認する必要がある.また,アトピー性皮膚炎患者の30%がスギ花粉により皮膚症状が増悪する.

2.接触皮膚炎

点眼薬,化粧品,毛染めなどによるアレルギー性接触皮膚炎,刺激性皮膚炎などによる眼瞼炎も

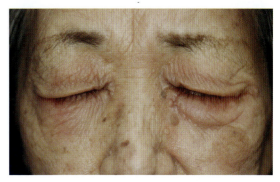

図4.ヒアレンミニ(点眼薬)による接触皮膚炎
(72歳,女性)

鑑別診断が必要となるが,季節的にスギ花粉の飛散する季節だけに発症する点,臨床的に表皮性変化の乏しい紅斑およびプリックパッチテスト,パッチテストなどで容易に鑑別し得る.しかし,点眼薬によるアレルギー性接触皮膚炎は花粉症の眼粘膜症状の治療に抗ヒスタミン薬の点眼薬が使用されることもあり鑑別に苦慮することがある.眼瞼,顔の湿疹性紅斑局面を認めるときは,まず,現在使用している点眼薬(図4),化粧品,洗顔石鹸,毛染め,頭髪剤,消毒薬などを中止して軽快しないかどうかを確認することが大切である.

3.脂漏性皮膚炎

季節の変わり目に増悪することがあり鑑別する必要のある疾患である.鼻翼外側,頭部,眉間,耳孔部などの脂漏部位に脂性鱗屑を伴う境界が明瞭な紅斑で,辺縁に毛孔一致性の丘疹がみられる.

発症機序

スギ花粉による眼瞼の皮膚炎の発症メカニズムは現在まだ不明な点が多い.アトピー性皮膚炎の患者にハウスダスト,花粉のパッチテストを施行し2~6時間後に真皮内に好酸球の浸潤,24時間後に表皮内の浸潤もみられることが報告されている.この反応はIgEを介する遅発型反応と類似すると考えられ,この反応でも6~24時間後に好酸球が認められることが報告されている.スギ花粉による皮膚炎の患者のスクラッチテストの結果では,施行15分後の膨疹は消退するが24時間後には再び浮腫性の紅斑がみられ,その病理組織において真皮上層の浮腫と好酸球の浸潤がみられる.以上のことは,スギ花粉による皮膚炎がスギIgE

抗体を介した遅発型反応に近い反応である可能性を示すものである．しかし，一部の症例では軽度の海綿状態(spongiosis)がみられることもあり，またテープストリッピング後のスギパッチテストで48，72時間後に陽性になるなど遅延型アレルギー反応が関与している可能性は否定できない[8]．近年，マウスの背部皮膚をストリッピングして角層を障害した後にスギ花粉抗原(Cryj1，Cryj2)を含む鳥居薬品の試薬を抗原として1週間ずつ3回貼付することにより経皮感作したスギ花粉モデルマウスを作成し，発症機序を解析した[9]．モデルマウスの解析結果，スギ花粉皮膚炎の発症はプロスタグランジンD_2-CRTH2に依存性であり，Th2サイトカインであるIL-4，IL-13のシグナル伝達に重要な役割を果たす転写調節因子であるSTAT6には依存しないことが明らかにされた[9]．この結果より，肥満細胞から産生される化学伝達物質の1つであるプロスタグランジンD_2をターゲットとしたスギ花粉眼瞼炎の治療法が可能性を示唆される．

治療と対策

治療法は，対症療法として，非鎮静性の第2世代の抗ヒスタミン薬を処方するなど花粉症そのものの治療が必要である．また，接触皮膚炎診療ガイドラインに沿って眼瞼の皮膚局所には炎症の強い皮膚炎では，medium程度までのステロイド外用薬もしくはアトピー性皮膚炎の治療薬であるタクロリムス外用薬を外用し炎症を抑える必要がある．炎症が抑えられた時点で，白色ワセリン，亜鉛華軟膏などの古典的な外用薬非ステロイド外用剤に変更する．また，過度の皮膚の洗浄，化粧，シャンプー，リンスなどバリアを障害するようなことは控える必要がある．スギ抗原は角層を通過できないので，スキンケアにより角層バリア機能を保つことが予防の重要なポイントである．根本的な治療法は現在のところなく，アレルギー性接触皮膚炎と同様にスギ抗原にできるかぎり接触しないよう気をつけることが予防法である．そのために

は，眼鏡，マスク，マフラーなどでスギ花粉が直接皮膚に接触しないようにすること，外出後はシャワーなどでよく眼瞼，顔，頸部，頭を洗い，スギ抗原を除去することである．また，家の外で干していたシーツ，下着，服などについたスギ抗原がその下着などを着ることにより陰部，躯幹に接触しスギ花粉皮膚炎を生じた症例の報告もあるので直接肌に触れるシーツ，下着，服などは家の中で干すように指導する．

まとめ

花粉眼瞼炎は現病歴，臨床的特徴，皮膚アレルギー検査などで比較的容易に診断できる．治療はスギ花粉症の治療に加え，皮膚の炎症はmedium程度のステロイド外用薬を外用するとともに外出後などはスギ花粉を洗い流した後，顔など露出部のスキンケアが必要不可欠である．

春先と秋に生じる眼瞼が赤くなる皮膚炎には化粧，洗剤，毛染めなどによるアレルギー性接触皮膚炎以外に花粉皮膚炎があることを念頭に置いて診療する必要がある．

文　献

1) 堀口申作，斉藤洋三：栃木県日光地方におけるスギ花粉症．アレルギー，**13**：16-18，1964.
2) 浅井俊弥，横関博雄，片山一朗ほか：スギ花粉症にみられた湿疹様病変．皮膚病診療，**12**：263-266，1990.
3) 長野拓三：杉花粉によるアレルギー性接触皮膚炎．アレルギーの臨床，**10**：120-122，1990.
4) 横関博雄，片山一朗，西岡　清：スギ花粉による皮膚炎の症例．治療学，**26**：96，1992.
5) 大山克巳：スギ花粉が原因と考えられる皮膚炎の5例．日本皮膚科学会雑誌，**102**：31-40，1992.
6) 小島理一，森　雅史：スギ花粉症の発疹学的検討．皮膚臨床，**34**：961-965，1992.
7) Yokozeki H, Takayama K, Katayama I, et al：Japanese cedar pollen as an exacerbation factor in atopic dermatitis：results of atopy patch testing and histological examination. Acta Derm Venereol, **86**(2)：148-151, 2006.
Summary　スギ花粉抗原がアトピー性皮膚炎の

増悪因子となることを明らかにした文献.

8) Yokozeki H, Satoh T, Katayama I, et al：Airborne contact dermatitis due to Japanese cedar pollen. Contact Dermatitis, **56**(4)：224-228, 2007.
Summary スギ花粉抗原による空気伝搬性接触

皮膚炎の病態を病理学的に解析した文献.

9) Oiwa M, Satoh T, Watanabe, M, et al：CRTH2-dependent, STAT6-independent induction of cedar pollen dermatitis. Clin Exp Allergy, **38**：1357-1366, 2008.

Monthly Book Derma.

オールカラー総特集の月刊誌

日常皮膚診療に役立つ アレルギー百科

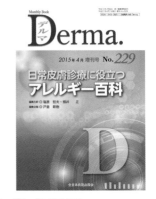

No. 229（2015年4月増刊号）
編集企画／戸倉　新樹（浜松医科大学教授）
定価（本体価格 5,400 円＋税）　212 ページ

皮膚科で遭遇するさまざまなアレルギー症状を徹底網羅！
最新情報をふんだんに詰め込んだ臨床医必読の一書です。

◆目　次◆
1. 食物依存性運動誘発アナフィラキシーの概念／2. 花粉-食物アレルギー症候群の概念／
3. 口腔アレルギー症候群の概念と診断／4. 経皮感作とプロテアーゼ／5. 小麦アレルギー／
6. 果物アレルギー／7. 大豆アレルギー／8. 納豆アレルギー／9. モヤシアレルギー／
10. コチニール色素アレルギー／11. 牛肉アレルギーとマダニ／12. 魚アレルギー／
13. アニサキスアレルギー／14. エビアレルギー／15. 真菌アレルギー／16. 汗と皮膚アレルギー／
17. チリダニ類アレルギー／18. ハチアレルギー／19. 金属アレルギー／20. 造影剤アレルギー／
21. ゼラチンアレルギー／22. スギ花粉症と皮膚炎（スギ花粉抗原による空気伝搬性接触皮膚炎）／
23. 蕁麻疹と自己炎症性疾患／24. アスピリン不耐症／25. シックハウス症候群と空調病／
26. プリックテストの実際／27. 特異的 IgE の検査法／28. イムノブロッティング法によるアレルゲンの解析方法／
29. アレルゲン特異的 IgG$_4$ 抗体／30. アレルギーの救急

金属アレルギー診療 update

No. 282（2019年4月号）
編集企画／足立　厚子（兵庫県立加古川医療センター部長）
定価（本体価格 2,500 円＋税）　80 ページ

種々の金属が関与しうる疾患の診療の進め方や患者指導の要点を
まとめた、金属アレルギーに関わるすべての医師必読の一書！

◆目　次◆
1. 異汗性湿疹と金属アレルギー／2. 職業性金属アレルギー：工場での発症と対策／
3. 環境浮遊物質と金属アレルギー／4. 歯科の立場からの金属アレルギー／
5. アトピー性皮膚炎と金属アレルギー／6. 金属アレルギーと扁平苔癬：皮膚科の立場から／
7. 最近の金属パッチテスト陽性率／8. 整形外科領域の金属アレルギーの診断と対策／
9. 金属アレルギーと扁平苔癬：歯科の立場から／10. 全身型金属アレルギー：食物中の微量金属の関与について

（株）全日本病院出版会　〒 113-0033　東京都文京区本郷 3-16-4
www.zenniti.com

特集／眼科医のための皮膚疾患アトラス

コチニール色素による即時型アレルギー

竹尾直子*

Key Words : コチニール色素アレルギー(cochineal dye allergy), 即時型アレルギー(immediate allergy), 経皮感作(epicutaneous sensitization), カルミン(carmine), カルミン酸(carminic acid)

Abstract : コチニール色素は雌のエンジムシ由来の赤色の着色料で，多くの食品や化粧品に使用される．これまでの報告では，喘息，鼻炎などを局所症状として発症する経気道感作症例以外では成人女性に多く発症することから，化粧品による経皮・経粘膜感作が発症に関与すると考えられている．2016年までに本邦では28例の報告があり，近年増加傾向で，全例が成人女性で30歳代での発症が最も多い．化粧品による局所症状の既往は46％に認められ，原因化粧品はアイメイク製品と口紅が多く，化粧品使用部位に紅斑，浮腫，瘙痒を生じる．原因食品は本邦では国内製造のイチゴ飲料，魚肉ソーセージが多く，近年，フランス産のマカロンの報告が目立つ．本邦では89％にアナフィラキシーを生じているが，一方で軽症例は見逃されている可能性があり，先行する化粧品による局所症状の時点で診断がつけば，その後の重篤なアレルギーの発症を予防することが可能になる．

はじめに

コチニール色素アレルギーの認知度が高まったのは，2012年に厚生労働省がコチニール色素の注意喚起を出して以降であり，それまでは，皮膚科医の中でも，ほとんど認知されていなかった．コチニール色素の由来が中南米，主にペルーのサボテンに寄生する雌のエンジムシ Dactylopius coccus Costa という昆虫(図1-a)であるという意外性からも，注意喚起直後はマスコミにも多くとりあげられた．

コチニール色素はPHによりオレンジ色〜紫色に色調を変える赤色系色素として(図1-b)多くの食品や化粧品，一部の医薬部外品などに含有され(図2)，日常的に非常に身近な存在といえる[1]．コチニール色素による即時型アレルギーの本邦報告数は28例と多くはないが，近年増加傾向であり，アナフィラキシーの発症頻度が非常に高い．また，色素を扱う工場などで喘息，鼻炎などで発症する経気道感作症例以外，ほぼ全例が成人女性に発症していることから，コチニール色素を含む化粧品による経皮感作が発症に関与する可能性が以前から指摘されていた．国内の報告例にも赤色系の化粧品の使用で皮膚炎を生じたエピソードが先行していた症例が散見され，アイメイクによる感作が疑われる症例が多いことから[2]，眼科医にとっても本アレルギーの知識は必要と思われる．

症 例[3]

患　者：23歳，女性
初　診：X年10月
既往歴：小学生時アトピー性皮膚炎
家族歴：兄に気管支喘息
現病歴：X-4年，赤色の色素を含むアイシャ

---

* Naoko TAKEO, 〒879-5593　由布市挾間町医大ヶ丘1-1　大分大学医学部皮膚科学講座，講師

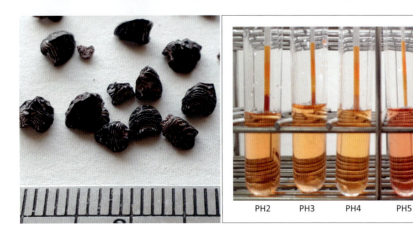

図 1. 乾燥雌エンジムシ(a)とエンジムシの水道水抽出液と PH による色調の違い(b)

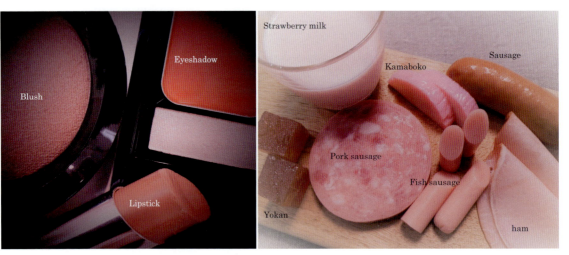

図 2. コチニールを含有する化粧品と食品

ドーを使用したところ2～3時間後に使用部位に瘙痒を生じたため,以後,使用を中止した.X-1年,夜間就寝中に全身に瘙痒,呼吸苦,顔面腫脹を生じ,近医を受診し翌日には症状は軽減した.同年,夜,イチゴミルクを摂取.夜間就寝中,嘔気で覚醒,手背,顔面は腫脹し,躯幹,四肢に膨疹が多発.呼吸苦を伴い近医へ入院となった.その後,朝食に魚肉ソーセージ1本を摂取し,午前,仕事中に咳嗽,眼瞼の瘙痒感を生じる.X年,夜,カンパリオレンジを含む食事を摂取し徒歩にて帰宅中,眼囲に瘙痒を生じ,全身性に膨疹が多発,眼瞼,口唇は著明に腫脹し呼吸困難を伴い救急病院へ搬送される(図3).コチニール色素のプリックテスト陽性,コチニール特異的IgE抗体陽性,アスピリン負荷・内服誘発テスト陽性にて,コチニール色素アレルギーと診断された.以後,コチニールを含む化粧品の使用,食品摂取を避けたところ,症状の再燃はみられていない.

コチニール色素,カルミン,カルミン酸の違い

コチニール色素はカルミンやカルミン酸と呼ばれることがあり,先にその違いについて述べる[1].コチニール色素は乾燥した雌のエンジムシから抽出された赤色色素で,分子量492のカルミン酸を主成分とするものと定義される.一方,カルミンはカルミン酸にアルミニウムやカルシウムを加えて不溶化(レーキ化)したアルミニウムレーキ化合物もしくはアルミニウム・カルシウムレーキ化合物を主成分とするものと定義される.

本邦ではカルミンは食品添加物としての使用は

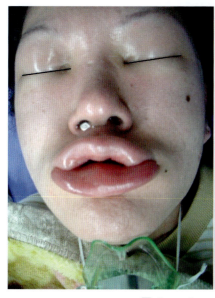
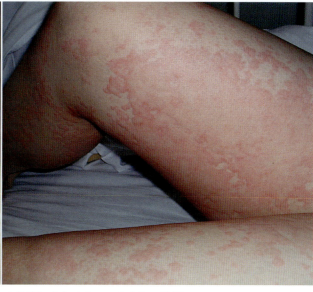

図 3. コチニール色素によるアナフィラキシー症例

認められておらず，医薬品や化粧品などの医薬部外品にのみ使用が認められている．一方，ヨーロッパやアメリカではコチニール色素やカルミンの使用に特に規制がない．また，欧州連合ではコチニール色素，カルミン，カルミン酸を E120 として統一して管理している．そのため，本邦では，化粧品に含有されるのは主にカルミンであり，コチニール色素を含有する食品摂取による症例が主体で，海外症例はカルミンや E120 での報告例が主体となる．

本邦報告例のまとめ(表 1)[2]

本邦における経気道感作を除くコチニール色素による即時型アレルギー症例をまとめた．本邦では 1999～2016 年に 28 症例の報告がみられた．

発症年齢：23～65 歳，平均 37 歳，30～39 歳代での発症が最も多く(11 症例，39%)，次いで，40～49 歳代(28%)，20～29 歳代(21%)と続く．

性　別：全例が女性であった．

アレルギー性疾患(アトピー性皮膚炎，アレルギー性鼻炎，アレルギー性結膜炎，気管支喘息)の既往：記載のない症例も多いが，10 症例(36%)にみられた．

原因食品：本邦では 2011 年頃まではカンパリによる報告が多くみられた．カンパリとはイタリアで製造されるオレンジ色のリキュールで着色料としてカルミンを含有するが，2007 年にカルミンの使用が中止された．本邦では国内で製造されたイチゴ飲料(ミルク，ジュース)，魚肉ソーセージでの報告が多いが，近年の本邦報告例で特徴的なのは，海外からの土産物，特に欧州製食品による発症が目立ち，フランス由来のマカロンは 8 症例で原因食品となっていた．

化粧品による皮膚炎の既往：本邦では 13 症例(46%)でみられた．原因となった化粧品はアイシャドーを含むアイメイクが原因となることが多く(6 症例)，次いで，口紅が多かった(4 症例)．

症　状：本邦ではアナフィラキシーが 89%(25 症例)に生じていた．

海外報告例のまとめ(表 2)[2]

海外における経気道感作を除くコチニール色素による即時型アレルギー症例をまとめた．海外では 1981～2015 年に 38 症例の報告がみられた(疫学調査の 2 報を含む)．

発症年齢：記載のない症例を除いた 25 症例で，19～62 歳，平均 37 歳，本邦と同様に 30～39 歳代での発症が最も多くみられた(10 症例，40%)．

性　別：記載のない症例を除いた 27 症例のうち 25 症例(92%)で女性であった．

表 1. 本邦のコチニール色素による即時型アレルギー報告例（文献 2 より引用）

症例	年齢	性別	コチニール色素を含む原因食品（製造国）	アナフィラキシーの有無	アレルギー疾患の既往	化粧品による局所症状の有無	報告者，報告年
1	28	女	イチゴ牛乳（日本），カンパリ（イタリア）	−	ND	ND	久米ら，1999 年
2	26	女	カステラ（日本）	＋	ND	化粧品：かぶれ（不明）**	片田ら，2006 年
3	30	女	カンパリ（イタリア）	＋	ND	化粧品：かぶれ（不明）**	片田ら，2006
4	33	女	アセロラドリンク（日本），紅白蒲鉾（日本）	＋	AR	ND	寿ら，2007 年
5	23	女	イチゴ牛乳（日本），魚肉ソーセージ（日本），カンパリ（イタリア）	＋	AD	アイシャドー：瘙痒（不明）	竹尾ら，2008 年
6	35	女	カンパリ（イタリア）	＋	AD	ND	Yamakawa ら，2009 年
7	44	女	カンパリ（イタリア）	−	ND	ND	Yamakawa ら，2009 年
8	52	女	イチゴ色ジュース（日本）	＋	AD	ND	Yamakawa ら，2009 年
9	31	女	サラミ（フランス），赤色マカロン（フランス）	＋	AR	アイシャドー：腫脹（不明），口紅：腫脹（不明）	豊永ら，2011 年
10	26	女	カンパリ（イタリア）	＋	ND	ND	秋山ら，2011 年
11	49	女	カンパリ（イタリア），グアバジュース（輸入）	＋	ND	ND	山川ら，2012 年
12*	40	女	チョコマカロン（フランス）	＋	−	化粧品：接触皮膚炎（外国製）**	佐伯ら，2012 年
13	42	女	アセロラドリンク（日本），カンパリ（イタリア），赤いオレンジジュース（日本），魚肉ソーセージ（日本）	＋	AD	ND	野村，2012 年
14	26	女	ワイン（日本）	＋	ND	ND	大澤ら，2012 年
15*	39	女	イチゴマカロン（フランス），魚肉ソーセージ（日本），赤色ミルクセーキ（日本）	＋	−	アイシャドー：かぶれ（外国製）**	北林ら，2012 年
16*	52	女	赤色マカロン（フランス）	＋	AR	ND	石川ら，2013 年
17	39	女	栄養飲料（日本）	＋	AR，BA	ND	Sugimoto ら，2013 年
18	30	女	赤色マカロン（フランス）	＋	ND	−	山川ら，2014 年
19	49	女	赤色マカロン（フランス）	＋	−	口紅，頬紅：瘙痒と腫脹（外国製）	原田ら，2014 年
20	33	女	赤色マカロン（フランス）	＋	−	口紅：瘙痒（外国製）	原田ら，2014 年
21	29	女	ブラッドオレンジジュース（ドイツ）	＋	−	−	原田ら，2014 年
22	40	女	ピンク色マカロン（トルコ），ラズベリーチョコレート菓子（オーストラリア），イチゴ飲料（日本）	＋	AR	臙脂色アイライナー，オレンジ色アイシャドー：瘙痒と腫脹（不明）**	宮川ら，2015 年
23	32	女	魚肉ソーセージ（日本）	＋	AD	アイシャドー：瘙痒，発赤，腫脹（日本）**	三井ら，2013 年
24	48	女	魚肉ソーセージ（日本），イチゴ牛乳（日本）	＋	−	−	安藤ら，2013 年
25	31	女	ブラッドオレンジカクテル（日本），イチゴミルク（日本），マカロン（フランス）	＋	ND	アイシャドー：接触皮膚炎（日本）	大迫ら，2016 年
26	44	女	カンパリ（イタリア），赤色マカロン（不明），シロップ（不明）	＋	−	口紅：瘙痒と腫脹（外国製），頬紅：瘙痒（日本）	久保田ら，2015 年
27	65	女	魚肉ソーセージ（日本）	−	−	−	斉藤ら，2016 年
28	32	女	ハンバーガー（日本），ピンクレモンスカッシュ（日本）	＋	−	化粧品：発赤腫脹（外国製）	兵頭ら，2017 年

*報告者に詳細確認，**コチニール色素を含有することが確認されたもの
＜アレルギー疾患＞ AD；アトピー性皮膚炎，AR；アレルギー性鼻炎，BA；気管支喘息，ND；記載なし

表 2. 海外のコチニール色素による即時型アレルギー報告例(経気道感作症例を除く)(文献 2 より引用)

症例	年齢	性別	報告国	コチニール色素を含む原因食品	アナフィラキシーの有無	アレルギー疾患の既往	化粧品による局所症状	報告者,報告年
1	19	男	イギリス	ND	+	ND	口紅:アナフィラキシー	Park et al, 1981 年
2	34	女	スイス	カンパリ	+	AD, AR, BA	口紅,マスカラ,アイシャドー,その他のメイク用品:眼の瘙痒と皮膚のほてり感	Kägi et al, 1994 年
3	35	女	フランス	フルーツ入りヨーグルト	+	―	ND	Beaudouin et al, 1995 年
4	33	女	スイス	カンパリ,エビ入りのメキシカンライス	―	AR	ND	Wüthrich et al, 1997 年
5	43	女	スイス	カンパリ	+	―	ND	Wüthrich et al, 1997 年
6	25	女	スイス(アメリカ出身)	カンパリ	+	AR	ND	Wüthrich et al, 1997 年
7	39	女	スイス	カンパリ	+	―	ND	Wüthrich et al, 1997 年
8	27	女	アメリカ合衆国	赤色のポプシクル(アイスキャンディー)	+	AR	頬紅:皮疹	Baldwin et al, 1997 年
9	27	女	アメリカ合衆国	イチゴ・バナナ味カスタードヨーグルト	+	―	アイシャドー:皮疹と腫脹	DiCello et al, 1999 年
10	42	女	アメリカ合衆国	カニ肉,カンパリ	+	―	アイシャドー:眼瞼腫脹,顔面蕁麻疹,鼻汁	DiCello et al, 1999 年
11	32	女	アメリカ合衆国	人工カニ,ルビーレッドグレープフルーツジュース	+	AR	―	Chung et al, 2001 年
12	30	女	アメリカ合衆国	人工カニ	―	ND	頬紅:使用直後の顔面の瘙痒と紅斑	Chung et al, 2001 年
13	30	女	アメリカ合衆国	ルビーレッドグレープフルーツジュース,紫色の飴	+	ND	紫色のアイシャドー	FDA, 2006 年
14	26	女	アメリカ合衆国	イチゴ・バナナ味カスタードヨーグルト	+	ND	ND	FDA, 2006 年
15	50	女	アメリカ合衆国	フルーツ飲料	+	ND	ND	FDA, 2006 年
16	49	女	アメリカ合衆国	カニスープ,ヨーグルト,飴,ルビーレッドグレープフルージュース,人工カニ入りパスタサラダ	+	―	ND	FDA, 2006 年
17	50	女	アメリカ合衆国	ゼリー,ゼラチンデザート	―	AD	ND	FDA, 2006 年
18	ND	女	アメリカ合衆国	カスタードヨーグルト	+	ND	アイシャドー,その他化粧品	FDA, 2006 年
19	ND	女	アメリカ合衆国	食品	+	ND	化粧品	FDA, 2006 年
20	ND	ND	アメリカ合衆国	ND	―	ND	アイライナー	FDA, 2006 年
21	ND	ND	アメリカ合衆国	ヨーグルト	+	ND	ND	FDA, 2006 年
22	47	女	アメリカ合衆国	アジスロマイシン(後発品),フルーツ味ヨーグルト,着色パスタ	+	BA, AR	アイメイク:顔面の皮疹と腫脹	Greenhawt et al, 2009 年
23-31	ND	ND	フィンランド	赤色アルコール/ノンアルコール飲料,飴,ヨーグルト,アイスクリーム,赤色ジュース,ゼリー,赤色アイシングケーキ	+-	ND	化粧品	Liippo et al, 2009 年
32	32	女	イタリア	プロテイン・ビタミン栄養飲料	―	―	ND	Voltolini et al, 2014 年
33	52	女	イタリア	赤色果汁入り飴,フルーツジュース	+	―	ND	De Pasquale et al, 2015 年
34	39	女	フィンランド	食品	―	ND	ND	Liippo et al, 2015 年
35	62	女	フィンランド	ケーキ	+	ND	ND	Liippo et al, 2015 年
36	57	女	フィンランド	飴	―	ND	ND	Liippo et al, 2015 年
37	33	女	フィンランド	赤色の飴	―	ND	赤色口紅:口唇の腫脹	Liippo et al, 2015 年
38	19	男	フィンランド	食品	―	ND	ND	Liippo et al, 2015 年

＜アレルギー疾患＞ AD;アトピー性皮膚炎,AR;アレルギー性鼻炎,BA;気管支喘息,ND;記載なし

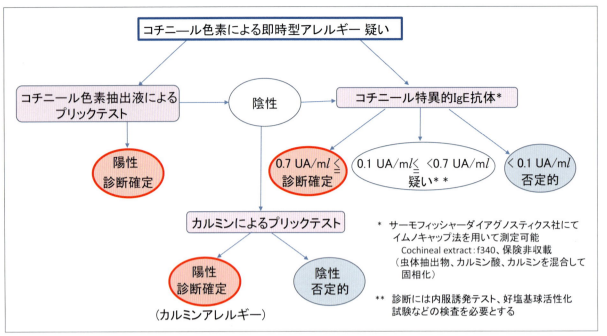

図 4. コチニール色素による即時型アレルギー診断フローチャート(案)(文献2より改変して引用)

アレルギー性疾患(アトピー性皮膚炎,アレルギー性鼻炎,アレルギー性結膜炎,気管支喘息)の既往:記載のない症例も多いが,7症例(18%)にみられた.

原因食品:海外では1999年頃まではカンパリによる報告が多くみられた(6症例).その他,ヨーグルト(8症例),飴(6症例),人工カニ(4症例),ルビーレッドグレープフルーツジュース(3症例)などの食品での報告があった.本邦で多くみられたフランス産マカロンでの報告は1症例も報告がなかった.1症例で薬剤(アジスロマイシン後発品)での報告があった.

化粧品による皮膚炎の既往:疫学調査で詳細不明の9症例を除いた29症例のうち12症例(41%)でみられた.12症例中,7症例でアイシャドーを含むアイメイクが原因となり,次いで,口紅が原因の症例が3症例であった.

症　状:疫学調査で詳細不明の9症例を除いた29症例のうち19症例(66%)でアナフィラキシーを生じていた.

抗　原

従来,本アレルギーは,カルミン酸やカルミンの赤色色素本体に対するアレルギーではなく,色素の製造工程で取り除くことのできない虫体由来のタンパク質が抗原と考えられてきた.中でも38kDaのタンパク質(CC38K)が主要抗原と考えられており[4],患者血清を用いた2D western blottingでは多くの患者でCC38Kに反応するIgEが検出される[2].本邦で食品に使用できるコチニール色素は,虫体由来のタンパク質含量が2.2%以下という規制があり,低アレルゲン化した色素が流通している.一方,本邦で香粧品に使用できるカルミンのタンパク質含量には規制がなく,欧州連合で香粧品,食品のいずれにも使用されるE120のタンパク質含量には全く規制がない[1].

その一方で,Sugimotoらは分子量492カルミン酸をハプテン抗原とした症例を報告している[5].彼らの症例では,虫体由来のタンパク質を排除した高純度のカルミン酸を用いて好塩基球活性化試験で活性化があることが確認されている.この症例の2D western blottingではCC38Kに強い反応が確認されており[2],症例によっては,CC38Kは真の抗原ではない可能性があると思われる.

本邦では近年,本アレルギーが増加傾向であるが,その理由として,経口的な抗原曝露は感作よ

りも免疫寛容を促し，経皮的な曝露は感作に大きな影響を及ぼすという二重抗原曝露仮説が考えられている[6]．すなわち，本邦では子供のころは，本邦で流通する低アレルゲン化したコチニール色素を含む食品摂取による曝露に限られるが，その後，タンパク質含量の規制のないカルミンを含む化粧品の使用による経皮・経粘膜感作を生じ，さらに，フランス産のマカロンなどの海外，特に欧州の規制のないカルミンを含む食品摂取により本アレルギーが発症すると考えられる．

診断方法（図4）[2]

1．プリックテスト

食品によるプリックテストは有用である．診断のためにはコチニール色素抽出液によるプリックテストが有用だが，プリックテスト陰性であっても，特異的IgE抗体価上昇にて診断されることがある．これは，コチニール色素含有食品の除去期間が長かったことによる可能性がある．さらに，コチニール色素抽出液でのプリックテストが陰性であっても，カルミンでのプリックテスト陽性症例が存在する[7]．

2．コチニール特異的IgE抗体測定

現在，サーモフィッシャーダイアグノスティクス社にて測定が可能であり（f340，保険非収載），コチニール色素抽出液とカルミンに対する特異的IgE抗体をImmuno CAP法を用いて測定する．コチニール色素を含有する化粧品や食品の除去を続けると抗体価は低下する．通常は特異的IgE抗体0.7 UA/ml以上のclass 2以上を陽性とするが，本アレルギーにおいてはプリックテスト陽性で，抗体価が0.7 UA/ml未満の症例がみられること，健常人で測定されたコチニール色素特異的IgE抗体は10人中9人で0.1 UA/ml未満であったことから，抗体価が0.1 UA/ml以上の症例は本アレルギーである可能性が高い．

3．プリックテストや特異的IgE抗体価で診断がつかない場合

内服誘発テストや好塩基球活性化試験が有用である．

眼科医とコチニール色素アレルギー

コチニール色素アレルギー症例は，食品摂取での重篤なアレルギー症状が出現する前に，本邦では46％，海外では41％に化粧品による局所症状が先行し，そのほとんどがアイメイク製品と口紅によって起こっている．本邦では経皮・経粘膜感作事例として，2009年に加水分解小麦を含有する石鹸により感作され，小麦アレルギーを発症した症例が多数報告されたが[8]，コチニール色素アレルギーは加水分解小麦アレルギーと比較し，アナフィラキシー症例が非常に多いことが特徴であるが，症例数が圧倒的に少ないことから，軽症例が見逃されている可能性がある．先行する化粧品による局所症状の時点で診断がつけば，その後の重篤なアレルギーの発症を予防することが可能になる．眼科診療の中で，眼瞼周囲に紅斑，瘙痒，浮腫を繰り返す原因不明の症例を経験された際には，コチニール色素アレルギーの可能性について一度は検討して頂きたい．

文　献

1) 穐山　浩，杉本直樹：コチニール色素・カルミン摂取による食物アレルギー．ファルマシア，**50**（6）：522-527，2014．

2) Takeo N, Nakamura M, Nakayama S, et al：Cochineal dye-induced immediate allergy：Review of Japanese cases and proposed new diagnostic chart. Allergol Int, **67**（4）：496-505, 2018.
    Summary コチニール色素アレルギーの診断方法としてコチニール色素抽出液のプリックテスト，コチニール特異的IgE抗体測定の有用性を示した文献．

3) 竹尾直子，仙波京子，片桐一元ほか：コチニール色素によるアナフィラキシーの1例．日本皮膚科学会雑誌，**118**（6），1085-1093，2008．

4) Ohgiya Y, Arakawa F, Akiyama H, et al：Molecular cloning, expression, and characterization of

a major 38-kd cochineal allergen. J Allergy Clin Immunol, **123**：1157-1162, 2009.

5) Sugimoto N, Yamaguchi M, Tanaka Y, et al：The basophil activation test identified carminic acid as an allergen inducing anaphylaxis. J Allergy Clin Immunol, **1**(2)：197-199, 2013.

6) Lack G：Epidemiologic risks for food allergy. J Allergy Clin Immunol, **121**(6)：1331-1336, 2008.

7) 原田　晋，穐山　浩，杉本直樹ほか：ドイツ製ブラッドオレンジジュースに含まれていたコチニール色素によるアナフィラキシーの1例. 皮膚臨床, **56**(9)：1247-1251, 2014.

8) 千貫祐子，森田栄伸：加水分解小麦による小麦アレルギー. MB Derma, **205**：53-59, 2013.

特集／眼科医のための皮膚疾患アトラス

眼瞼・結膜に起こる接触皮膚炎

高山かおる*

Key Words : 接触皮膚炎(contact dermatitis), 点眼薬(eye drops), 眼瞼(eyelid)

Abstract : 接触皮膚炎とは「かぶれ」のことで，付着した物質による遅延型アレルギー反応である．刺激性接触皮膚炎とアレルギー性接触皮膚炎があり，その診断には詳しい問診をとったうえでパッチテストを行うことが有用である．眼瞼やその周囲には化粧品をはじめ部位特異的に使用する物質が多く，接触皮膚炎を起こしやすい物質の知識が必要である．眼瞼は顔面に付着する物質による接触皮膚炎を起こした場合，初期から症状が出現し，症状も眼瞼に目立つ場合がある．また，目の周囲の皮膚炎には日用品である眼鏡の影響もある．そして，眼瞼に症状が限局する場合は，化粧品，まつげのエクステンション，治療薬である緑内障治療薬，抗菌薬含有点眼薬の頻度が高い．皮膚炎の治療に用いる硫酸フラジオマイシンによる接触皮膚炎も多いので，治療のピットホールとして覚えておく必要がある．

はじめに

接触皮膚炎とはいわゆる「かぶれ」のことで，外来性の刺激物質や抗原(ハプテン)が皮膚に接触することによって発症する湿疹性の炎症反応を指す．病態として大きく分けると，刺激性接触皮膚炎とアレルギー性接触皮膚炎があり，前者は皮膚に接触する物質の化学的特徴によって角層バリアを傷つけることで起こるもので，代表的なものは洗剤などに含まれる界面活性剤である．後者は抗原であると個体が認識に至る過程である惹起層とその後の感作層を経て炎症反応が起こるもので，目の周囲であれば点眼液や化粧品などが原因になりやすい．日常診療のなかで眼瞼に湿疹性の炎症を起こした患者をみる機会は多いが，その原因にアプローチすることなく漫然とステロイドの外用薬を塗るなどの不適切な治療が行われていることは少なくない．本稿では眼瞼に起こる接触皮膚炎の特徴と，原因になりやすい物質について，そして眼瞼の湿疹性炎症を治療するうえで気を付けるべきピットホールについて述べる．

接触皮膚炎の臨床的特徴

接触皮膚炎はほぼ湿疹反応である．急性の場合は，痒みを伴う紅斑，丘疹，小水疱を呈し，滲出液を伴うこともある．皮膚の極めて薄い眼瞼では，小水疱ではなく紅斑，浮腫が顕著になることが多い(図 1)．慢性に経過した場合は，苔癬化を伴う痂皮や亀裂などを呈することがある(図 2)．アレルギー性の接触皮膚炎は原因物質が接触した部位を越えて認められ，これは刺激反応と異なる点である．

結膜にまで炎症を生じたという報告は稀であるが，最近塩酸フェニレフリンに誘発された劇症角結膜炎を伴う症例が報告されている[1]．

---

* Kaoru TAKAYAMA, 〒332-8558 川口市西川口 5-11-5 済生会川口総合病院皮膚科, 主任部長

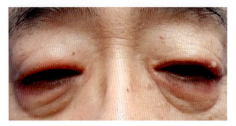

図 1. 眼瞼に生じた接触皮膚炎の例
上下眼瞼に紅斑を認め,上眼瞼は浮腫を伴う.

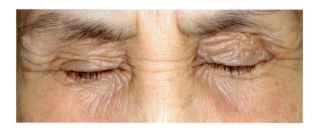

図 2. 眼瞼に慢性的に続く湿疹病変を呈した例
上下眼瞼に苔癬化を認める.

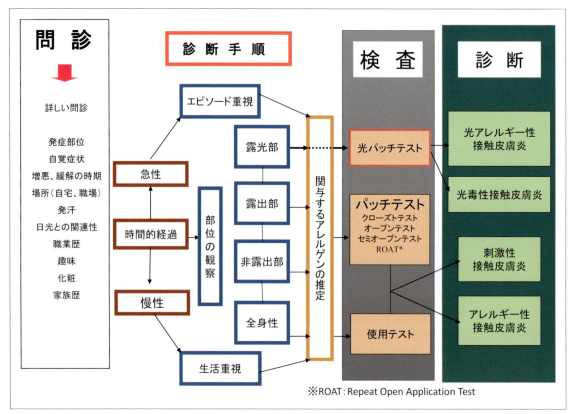

図 3. 接触皮膚炎診療の手順(文献2より引用)

接触皮膚炎の診療の手順

1. 問 診

眼瞼に生じた湿疹病変であれば,接触皮膚炎を疑って診療する.接触皮膚炎診療ガイドラインから診療の手順を抜粋する(図3)[2].接触皮膚炎は原因物質を使用しているうちに惹起され,感作が成立して初めて症状が出る.また,原因物質が付着してすぐというよりは,1日ないし2日間経過してから症状が出ることがあるため,それが原因であると患者は気が付いていないことが多く,詳しく問診する必要がある.症状が急性に生じている場合は「何をしたか」「どこへ行ったか」「最近新規で使用したものはあるか?」などエピソードを重視し,慢性に経過している場合には「どんな職業か」「趣味は何か」「化粧品は何を使用しているか」「治療薬は何か」など生活重視で問診する.

2. パッチテスト

接触皮膚炎の原因を特定するためにはパッチテストを行う[2].

表 1. パッチテスト判定基準

ICDRG 基準	反応
−	反応なし
+?	紅斑のみ
+	紅斑+浸潤,丘疹
++	紅斑+浸潤+丘疹+小水疱
+++	大水疱
IR	刺激反応
NT	施行せず

a）試薬の準備

原因と考えられるものを,物質によっては適度に希釈して用いる.また,ジャパニーズスタンダードシリーズという日本人の接触皮膚炎の原因となりやすい物質をシリーズ化したものがあり,スクリーニングに適しているため患者の持参品とともに貼付するとよい.スタンダードシリーズは25種類の物質で構成されているが,その内容は金属,香料,薬剤や化粧品の基剤,防腐剤,ゴム関連物質,樹脂,薬剤,染毛剤,植物などからなっている.

b）パッチテストの手順

（ⅰ）貼布方法

試薬を載せたパッチテストユニットを上背部に48時間貼布する.試薬の数が少ない場合は上腕外側に貼布する.貼布中は,シャワー,入浴,スポーツ,発汗の多い労働は控えるよう患者に指示する.

（ⅱ）パッチテストユニットの除去

貼布48時間後にパッチテストユニットを除去する.ユニットを除去し,それらの反応が消退する15～30分後に判定する.

（ⅲ）判定時間

パッチテストの判定は複数回実施することが推奨されている.試薬を貼布後48,72または96時間,そして1週間後に判定を行う.

c）判　定

主にはICDRG（国際接触皮膚炎研究班）基準を用いて判定する（表1,図4）.確定診断は臨床症状を考慮して行う.陽性になった物質とどのように症状と関連するかを推測するのだが,スタンダードシリーズが陽性になった場合の解釈には日本皮膚免疫アレルギー学会のパッチテスト研究班がまとめた有益情報が有用である（http://www.jsdacd.org/docs/useful_info/patch_result_all.pdf）.

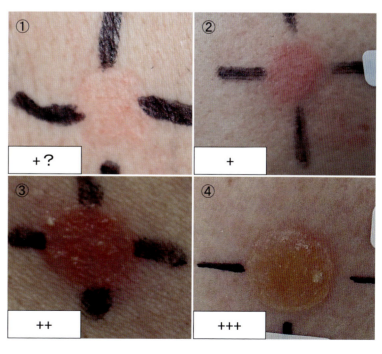

図 4.
パッチテスト判定例
　①浸潤のない紅斑+?
　②浸潤のある紅斑+
　③小水疱を伴う浸潤のある紅斑++
　④炎症を伴う大水疱+++

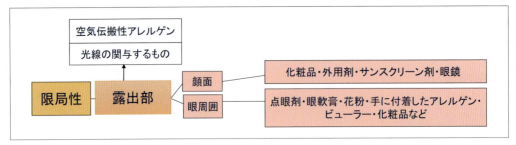

図 5. 接触皮膚炎の原因を部位から推定するためのシェーマ(文献2の図から顔面と眼周囲を抜粋)

表 2.
A：顔面・眼周囲の接触源となる物質についてまとめた(文献2より抜粋,一部改変).
B：化粧品の中で顔面や眼瞼,被髪境界部などに化粧品による接触皮膚炎を疑った場合の原因化粧品についてまとめた(文献2より抜粋,一部改変).

A

部位	主な接触源	概説
顔面	化粧品,洗髪剤,外用薬,ヘアダイ,空気伝搬性アレルゲン,花粉,サンスクリーン剤,眼鏡,石けん,ゴーグル	空気伝搬性アレルゲンとしてはスギ花粉に注意が必要.
眼周囲	点眼薬,眼軟膏,頭部・顔面に付着した物質,化粧品,まつげのエクステンション,ビューラー	原因物質としては,点眼薬中の塩化ベンザルコニウム,チメロサール,眼軟膏中の硫酸フラジオマイシンが多い.アトピー素因がある場合,摩擦皮膚炎も考慮する.

B

部位	予想される化粧品
顔面(左右対称的,ときに例外もある)	下地クリーム,乳液,ファンデーション,化粧水,パック剤
左右側面,額,眼瞼,耳介,頸部(rinse-off pattern)(頭皮に病変がない)	ヘアケア化粧品
眼瞼	マスカラ,アイライナー,アイシャドー,まつげのエクステンションに使用される接着剤(レジン)

眼瞼の接触皮膚炎の原因

眼瞼に接触する物質は多岐にわたり,場合によっては眼瞼だけではなく,顔面などにも症状を併発している.眼瞼は皮膚が薄く,接触皮膚炎は比較的起こりやすい部位と考えられ,顔面のなかでも特に症状が出やすい.また,ビューラーやまつげのエクステンション,アイシャドーなど女性の化粧品関連の部位特異的な原因もある.さらに点眼薬による接触皮膚炎は頻繁に報告されている.

1.眼瞼や眼瞼周囲を含む顔面の接触皮膚炎

眼瞼や顔面に接触皮膚炎を疑う症状がある場合に,原因となる可能性があるものをまとめた(図5,表2-A,B).

鼻根部や内眼角,下眼瞼といった目の周りに比較的境界明瞭な湿疹病変を認めることがあり,調べてみると眼鏡の接触皮膚炎であることがある.眼鏡は金属やプラスティックでできており,どちらも接触皮膚炎の原因となる(図6,表2-A)[3].水中眼鏡の周囲のゴムにかぶれる症例などもある[4].また,眼瞼を含む被髪境界部に紅斑がある場合には,洗い流すタイプのシャンプーやリンスといった洗浄剤や染毛剤が原因の場合もある(図7,表2-A).

2.眼瞼の化粧品関連による接触皮膚炎

眼瞼の周囲の化粧に用いるものには,化粧下地,アイシャドー,アイライナーの他に,まつげを補整するビューラーを用いることや,まつげのエクステンションを行う場合もある.装着するものは原因として考える必要があるが,特に報告が多いものはビューラーに含まれるゴムやニッケル,エクステを行うときに使う接着剤(レジン)などである(表2-B)[2].

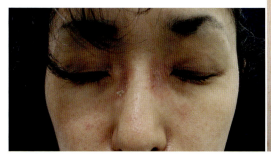
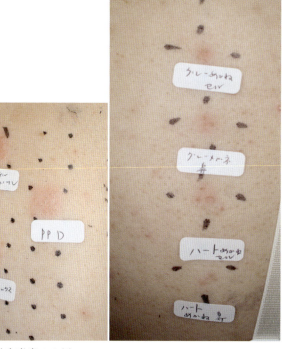

図 6. 眼鏡による接触皮膚炎の 1 例
鼻根部から眼瞼周囲に鱗屑を伴う紅斑を認める．パッチテストではカルバミックス(ゴム関連)，パラターシャリーブチルフェノールホルムアルデヒドレジン(合成樹脂)，パラフェニレンジアミン(染毛剤)，患者が使っていた眼鏡のパットの部分と先セルの削りカスに陽性だった．鼻根部の症状はパット部に含まれる合成樹脂が原因と推測した．

3．点眼薬による接触皮膚炎

目の周囲に起こる接触皮膚炎の原因のなかでも頻度が高いのが点眼薬である(表3)．散瞳薬・緑内障治療のための点眼薬が最も報告が多いが，それ以外にも抗アレルギー点眼薬，抗菌薬含有点眼液，塩化ベンザルコニウム・ヒアレイン点眼液などに含まれるεアミノカプロン酸といった防腐剤にも報告が散見される[6〜8]（図8）．前述したが結膜や角膜が侵される症例も報告されており注意が必要である[1]．また，抗菌薬含有点眼薬の一部には細胞障害性のため，充血や角膜上皮障害を生じやすいとされており，刺激性の反応が起こりやすい[8]．

点眼薬による接触皮膚炎の診断が難しいのは，使用開始してから1年以上経って発症することがあるため，原因物質に気が付きにくいからであると推測される．おそらく点眼薬はごく少量が短時間目の周りに付着するのにとどまるため，簡単には感作は成立せず，眼瞼皮膚が乾燥する，こすっ

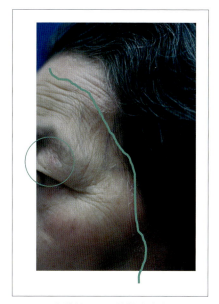

図 7. 洗髪剤による接触皮膚炎の 1 例
洗髪剤や染毛剤による接触皮膚炎は眼瞼と被髪境界部に紅斑がみられるのが特徴である．染毛剤が原因の場合は症状が強い．

表 3.
A：アレルギー性接触皮膚炎を起こす報告のある点眼薬をまとめた（文献 2 より抜粋，一部改変）．
B：接触皮膚炎を起こす報告のある抗菌薬をまとめた（文献 2 より抜粋，一部改変）．

A

病型		原因物質	部位・特徴
アレルギー性接触皮膚炎	散瞳薬	塩酸フェニレフリン（ネオシネジン®，ミドリン P®），硫酸アトロピン（ミニムス®）	眼周囲に起こす．感作成立までの期間が 1 年以上に及ぶことがある．
	緑内障治療点眼薬（β-ブロッカー以外）	塩酸ビバレフリン（ベフリン®），リパスジル（グラナテック®），ラタノプロスト（キサラタン®）	
	緑内障・高眼圧症治療薬 β-ブロッカー点眼薬	マレイン酸チモロール（チモプトール®），ニプラジロール（ハイパジール®），塩酸ベフノロール（ベントス®）	
	抗アレルギー点眼薬	フマル酸ケトチフェン（ザジテン®），クロモグリク酸ナトリウム（インタール®），アンレキサノックス（エリックス®）	
	抗菌薬含有点眼薬	トブラマイシン（トブラシン点眼®），硫酸ジベカシン（パニマイシン点眼®），硫酸シソマイシン（シセプチン点眼®），クロラムフェニコール（オフサロン点眼®）	
	防腐剤	塩化ベンザルコニウム，εアミノカプロン酸	

B

病型		原因物質	部位・特徴
アレルギー性接触皮膚炎	アミノグリコシド系抗菌薬	硫酸フラジオマイシン（ネオメドロール EE®，リンデロン®，ソフラチュール®，バラマイシン軟膏®），ゲンタマイシン（ゲンタシン軟膏®），カナマイシン（カナマイシン軟膏）	創部（切創，びらん，潰瘍）に好発．アミノグリコシド系抗菌薬は基本構造骨格が類似しており，交叉感作を起こしやすい．交叉反応により，同系統の注射薬などで全身性接触皮膚炎としての薬疹が誘発されることがある．
	アミノグリコシド系抗菌薬以外	クロラムフェニコール（クロマイ P 軟膏®，クロロマイセチン軟膏®，オフサロン点眼®）	

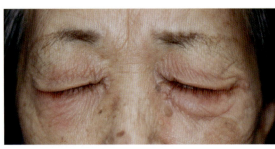 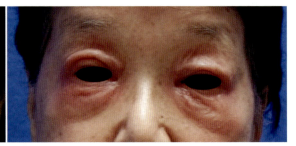

図 8.　　　　　　　　　　　　　　　　　　　　　　　　　　　　a｜b
a：εアミノカプロン酸（ヒアレインミニ®に含まれる）とフラジオマイシン硫酸塩による接触皮膚炎の例
b：緑内障点眼薬ラタノプラスト（キサラタン®）による接触皮膚炎の例

て皮膚に傷がつくなどの特定の条件がそろったタイミングで抗原として認識されるので，使用期間によらないと考えられる．予防のためには，点眼薬が眼瞼に付着しないように注意することや，保湿などのスキンケアを併用することが必要かもしれない．

4．空気伝播性接触皮膚炎

空気中に撒布されるものに対して接触皮膚炎を起こすと，眼瞼腫脹として現れることがある．スギ花粉皮膚炎がそれにあたるが，スギ以外にも職業関連の物質としてエポキシレジン，イソチアゾリノンが特に重要といわれる[9]．

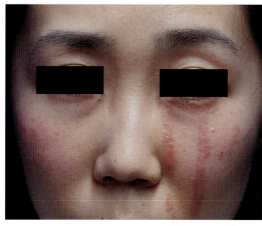
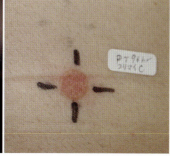

図 9. クロラムフェニコール(コリマイ C® に含まれる)による接触皮膚炎の例

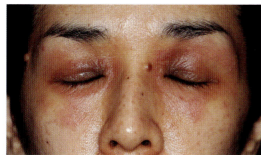
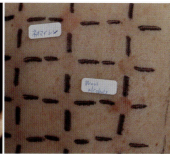
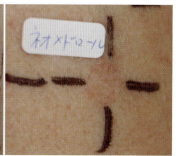

図 10. 化粧品に含まれるウールアルコールとネオメドロール中に含まれる硫酸フラジオマイシン(別名ネオマイシン)による接触皮膚炎の例

治療の手順とピットホール

接触皮膚炎もしくは刺激性皮膚炎であると診断がつくと，原因物質を特定し取り除くことが重要であるが，眼瞼の皮膚炎に対してはステロイド含有外用薬を用いて治療する．眼瞼の皮膚は角層が薄く吸収率がよいため week ないし mild クラスのステロイド含有薬を選択する．しばしば使用されるのが眼軟膏であるネオメドロール EE® 軟膏やリンデロン A® 軟膏，プレドニゾロン眼軟膏® である．ところがネオメドロール EE®(フラジオマイシン硫酸塩・メチルプレドニゾロン軟膏)，リンデロン A®(ベタメタゾンリン酸エステルナトリウム・フラジオマイシン硫酸塩)は抗菌薬であるフラジオマイシン硫酸塩が含有される複合薬になっていることに注意しなくてはならない．フラジオマイシン硫酸塩はジャパニーズスタンダードシリーズにも含まれる物質であり，その陽性率は 7.7% と報告されている[10]．点眼薬にかぶれ，その症状に対して硫酸フラジオマイシン含有眼軟膏を外用していたために治癒が遷延した症例の報告も多く(図 9, 10)[7]．抗菌薬の必要がなければ硫酸フラジオマイシンは含まれないほうがいい．硫酸フラジオマイシンはアミノグリコシド系抗菌薬(例：ゲンタシン®，バラマイシン®，トブラシン点眼薬®)と交叉性を持つため，使用できなくなる外用薬や点眼薬が多くなることや同系統の薬剤による全身性接触皮膚炎が誘発されることが危惧される．プレドニゾロン眼軟膏®(プレドニゾロン酢酸エステル軟膏)やキンダベート® 軟膏(クロベタゾン酪酸エステル)といったものは抗菌薬を含まないため，処方はしやすい．

おわりに

改めてまとめてみると，目の周囲の皮膚はその性質から接触皮膚炎を起こしやすい．実際にはアレルギー性接触皮膚炎より刺激性接触皮膚炎のほうが多く，トラブルを予防するためにも日ごろの

スキンケアは重要である．また当然のことだが，感覚器としての眼は大変重要な臓器である．さまざまな疾患から守るために，治療薬も充実しているが，接触皮膚炎のために治療が思うように進まなくなることもあり，早期に発見して適宜治療薬を変更していく必要性がある．本稿により眼科の先生方にも広く眼周囲に生じる接触皮膚炎について知っていただく機会になれば幸いである．

文 献

1) Kato M, Nitta K, Kano Y, et al：偽膜形成をきたした劇症角結膜炎を伴う塩酸フェニレフリン誘発性眼窩周囲接触皮膚炎の1症例（Case of phenylephrine hydrochloride-induced periorbital contact dermatitis with fulminant keratoconjunctivitis causing pseudomembrane formation）. J Dermatol, 45(2)：e27-e28, 2018.

2) 高山かおる，横関博雄，松永佳世子ほか：接触皮膚炎診療ガイドライン．日皮会誌, 119(9)：1757-1793, 2009.

3) 伊藤明子：日用品および職業性接触皮膚炎の話題．日本皮膚免疫アレルギー学会雑誌，(1)：28-34, 2018.

4) 関東裕美：ゴム硬化剤 炎症後脱色素斑を生じた水中眼鏡皮膚炎．Visual Dermatol, 3(1)：42-43, 2003.

5) 上田幸子，服部淳子，益田浩司ほか：まつ毛エクステンション用接着剤による接触皮膚炎の1例．J Environ Dermatol Cutan Allergol, 11(4)：316-321, 2017.

6) 神崎美玲，高橋めぐみ，安藤幹彦：レボブノロール塩酸塩点眼液によるアレルギー性接触皮膚炎—ベンザルコニウム塩化物にも感作されていた1例—．皮膚科の臨床, 60(12)：1948-1949, 2018.

7) 渡部梨沙，高山かおる，佐藤貴浩ほか：臨床例 ヒアレインミニによる接触皮膚炎．皮膚病診療, 31(11)：1309-1310, 2009.

8) 鈴木 崇：抗微生物薬局所投与による眼障害．あたらしい眼科, 25(4)：425-429, 2008.

9) Breuer K, Uter W, Geier J：Epidemiological data on airborne contact dermatitis-results of the IVDK. Contact Dermatitis, 73(4)：239-247, 2015.

10) 鈴木加余子，松永佳世子，矢上晶子：ジャパニーズスタンダードアレルゲン（2008） 2013年度・2014年度陽性率．日本皮膚アレルギー・接触皮膚炎学会雑誌, 11(3)：234-247, 2017.

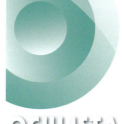

特集／眼科医のための皮膚疾患アトラス

眼瞼に起こるウイルス感染症

渡辺大輔*

Key Words : 単純ヘルペス(herpes simplex)，帯状疱疹(varicella zoster)，尋常性疣贅(common warts)，伝染性軟属腫(molluscum contagiosum)，カポジ水痘様発疹症(Kaposi varicelliform eruption)

Abstract : 眼瞼に皮膚病変を生じさせるウイルスには，単純ヘルペスウイルス(herpes simplex virus : HSV)，水痘・帯状疱疹ウイルス(varicella-zoster virus : VZV)，ヒトパピローマウイルス(human papillomavirus : HPV)，そして伝染性軟属腫ウイルス(molluscum contagiosum virus : MCV)がある．それぞれによる皮膚感染症(眼瞼ヘルペス，カポジ水痘様発疹症，帯状疱疹，尋常性疣贅，扁平疣贅，伝染性軟属腫)について，ウイルスの特徴や臨床像を中心に，診断，治療や対応を含め解説したい．

はじめに

皮膚疾患を生じるウイルスは多岐にわたる．ウイルスが皮疹を生じさせる感染様式として，表皮細胞で直接ウイルスが増殖し，病変を形成するもの(局所感染)や，全身のウイルス感染症に伴い皮疹がみられるもの(全身感染)，そしてウイルス感染が原因となり免疫複合体の出現などの免疫学的な異常を通して皮膚に病状をもたらすものがある．また，初感染，潜伏感染からの再活性化により病態が違うものや，持続感染により宿主の遺伝子環境を変化させることで癌を発症させるものまで，皮疹発症のメカニズムはウイルスによりさまざまある[1]．本稿では眼瞼に皮膚病変を生じさせるウイルスとして，単純ヘルペスウイルス(herpes simplex virus : HSV)，水痘・帯状疱疹ウイルス(varicella-zoster virus : VZV)，ヒトパピローマウイルス(human papillomavirus : HPV)，そして伝染性軟属腫ウイルス(molluscum contagiosum virus : MCV)による皮膚感染症について取り上げ，ウイルスの特徴や臨床像を中心に，診断，治療や対応を含め解説したい．

HSV 感染症

1. HSV の生活環

HSV は単純ヘルペスの原因ウイルスである．HSV はまず粘膜・皮膚に直接接触することで表皮細胞に侵入し，増殖して顕性あるいは不顕性感染を起こす．さらに，それぞれの領域を支配する知覚神経終末から軸索内を逆行性に上行し神経節に達すると神経細胞に潜伏感染する．その後，紫外線，精神的ストレスや疲労，外傷や手術といった精神的および肉体的な刺激や宿主の免疫能低下によってウイルスが再活性化すると，支配神経領域でウイルスが増殖し，病変を形成する．HSV-1 は主として三叉神経領域に，HSV-2 は主として腰仙神経節に潜伏感染する[2]．

単純ヘルペスはその感染様式により初発型と再発型に分類される．初発型は HSV-1，2 の初感染による．しかし，初感染の多くは不顕性感染に終わることが多い．不顕性感染後の再活性化で初めて顕性の臨床症状を呈するものを誘発型というこ

* Daisuke WATANABE，〒480-1195　長久手市岩作雁又 1-1　愛知医科大学皮膚科学教室，教授

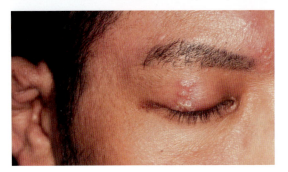

図 1. 眼瞼ヘルペス

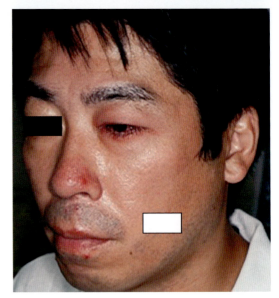

図 2. 口唇ヘルペス病変を擦過したことにより生じた角膜ヘルペス

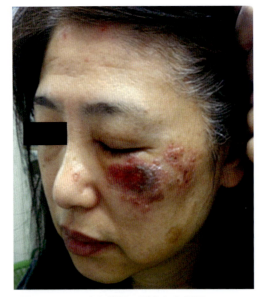

図 3. ステロイド外用で悪化した顔面ヘルペス

ともある.一般に初発型は疼痛や局所の皮膚症状が重症で,発熱,リンパ節腫脹など全身症状も伴う.一方,再発型は感冒,紫外線照射,外傷および手術,心理的ストレス,月経,性行為などの誘因によりウイルスが再活性化され発症するもので,臨床症状は初発型に比べ軽い.皮疹出現数日前から違和感,瘙痒感,灼熱感,軽度の疼痛といった前駆症状(prodrome)が出現することが多い.また,再発頻度には個体差があるとともに,臨床症状のない再活性化(無症候性ウイルス排泄)といった病態も存在する[3].

2. HSVによる眼瞼病変

1) 眼瞼ヘルペス

前述のようにHSV-1は主に口唇や顔面の,HSV-2は主に性器ヘルペスの原因となる.HSV-1は初感染でヘルペス性歯肉口内炎を,再発では口唇ヘルペスの原因となるが,口唇以外の顔面に生じたHSV病変を顔面ヘルペス,そしてその中でも眼瞼に生じたものを眼瞼ヘルペスと呼ぶ.典型的な眼瞼ヘルペスは,眼瞼に数個の小水疱,小膿疱が集簇した臨床像を取る(図1).軽度の痛みやかゆみを伴うことが多い.口唇ヘルペス病変とは無関係に出現することもあるが,多くは顕性もしくは不顕性の口唇ヘルペス病変からのウイルスの自家接種で感染したものと思われる(図2).また,顔面,口唇ヘルペスにステロイド外用剤が使用されたために,臨床像が修飾されていると,診断に苦慮する場合もある(図3).眼瞼ヘルペスの場合,角膜ヘルペスを合併する例が多いので,眼科的な評価も必ず必要である[4].

2) カポジ水痘様発疹症

カポジ水痘様発疹症はアトピー性皮膚炎をはじめとして,ダリエ病,落葉状天疱瘡,菌状息肉症,セザリー症候群,尋常性魚鱗癬,ヘイリーヘイリー病,また熱傷患者などの皮膚基礎疾患を持つ患者にみられる,HSVによる播種状で広範囲な皮膚感染症と定義される.原因ウイルスはほとんどの場合がHSV-1であり,初感染のことが多いが,再発を繰り返す例もある.HSV-2によることもある[5].

カポジ水痘様発疹症の臨床症状は発熱,リンパ

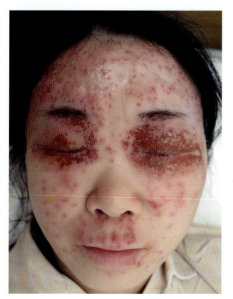

図 4. 眼周囲に生じたカポジ水痘様発疹症

表 1. カポジ水痘様発疹症に合併する角膜ヘルペスの特徴（文献 6 より引用）

1. 上皮型が実質型よりも主体である
2. 両眼性の症例が多い
3. 再発しやすい
4. 上皮の修復が遅い
5. アシクロビル耐性株が出現しやすい
6. ヘルペス性とアレルギー性の潰瘍の鑑別が困難である
7. カポジ水痘様発疹症に伴って角膜ヘルペスを生じることがある

節腫脹などの前駆症状とともに顔面，頸部を主体として多発性の小水疱が出現し，播種状に拡大し膿疱，びらんとなった後，痂皮を形成する．びらん病変は黄色ブドウ球菌などによる二次感染を生じ，伝染性膿痂疹との鑑別が必要な場合もある．HSV 初感染の場合は，全身症状が強く，また，びらん形成による局所の疼痛も強い．一方，再発の場合は初感染に比べ軽症となるのが一般的である．

眼周囲に皮疹が生じた場合は，角膜ヘルペスなど眼病変合併の可能性が高い（図 4）．カポジ水痘様発疹症の基礎疾患であるアトピー性皮膚炎に合併する角膜ヘルペスの特徴を表 1 に示した．カポジ水痘様発疹症の眼病変として，急性濾胞性結膜炎が約 30～45％，角膜ヘルペスが約 15～25％ に合併すると報告されている．角膜ヘルペスの場合，上皮型が主体で治癒しやすいという特徴がある[6]．

3. 眼瞼ヘルペスの診断，鑑別診断

角膜ヘルペスの鑑別診断としては，接触皮膚炎，伝染性膿痂疹や帯状疱疹が挙げられる．眼瞼ヘルペスを疑ったら，皮膚科ではウイルス感染した表皮角化細胞を検出する検査である Tzanck 試験を行う[7]．ただし，単純疱疹と帯状疱疹の鑑別はできない．眼科で確定診断を行う場合，角膜ヘルペスも疑い，イムノクロマト法による HSV 抗原迅速検出キットを用いると良い．

4. 眼瞼ヘルペスの治療

眼瞼ヘルペス治療の基本はウイルス薬の全身投与となる（表 2）．HSV 感染早期からの抗ヘルペスウイルス薬の投与により，潜伏感染ウイルス量を減らすことができ，その後の再発回数も減少させる可能性があるため，特に初感染を考える場合は，早期から十分な期間の抗ウイルス薬投与が望ましい．角膜ヘルペスなどを合併する場合には

表 2. 眼瞼ヘルペス，カポジ水痘様発疹症に対する抗ヘルペスウイルス薬の使用量

	用法
内服療法（小児）	・アシクロビル顆粒(40%) 20 mg/kg/1 日 4 回，5 日間 ・バラシクロビル顆粒(50%) 体重 10 kg 未満の小児には体重 1 kg 当たりバラシクロビルとして 1 回 25 mg を 1 日 3 回，体重 10 kg 以上の小児には体重 1 kg 当たりバラシクロビルとして 1 回 25 mg を 1 日 2 回経口投与．ただし，1 回最高用量は 500 mg
内服療法（成人）	・アシクロビル 1,000 mg/分 5，5～10 日間 ・バラシクロビル 1,000 mg/分 2，5～10 日間 ・ファムシクロビル 750 mg/分 3，5 日間 ・ファムシクロビル 1,000 mg，2 回投与 （PIT）
点滴療法	・アシクロビル 5 mg/kg を 1 日 3 回点滴静注，7 日間
局所療法	・アシクロビル眼軟膏　1 日 5 回

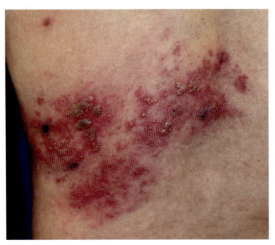

図 5. 体幹に生じた帯状疱疹

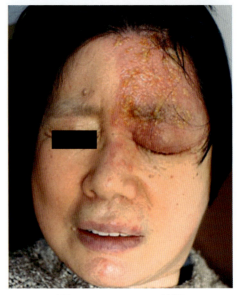

図 6. Hutchinson の法則

ACV 眼軟膏の投与を併用する．抗ウイルス薬は腎排泄性の薬剤であり，高齢者や腎機能低下患者，透析患者ではクレアチニンクリアランスに応じて減量する．また，細菌による混合感染の予防のため抗菌剤の点眼も併用する場合がある．最近，前駆症状が自覚できる再発性単純ヘルペスウイルス(年 3 回以上の再発頻度)患者に対し，あらかじめ薬剤を渡しておき，前駆症状出現後 6 時間以内にファムシクロビル 1,000 mg を 2 回内服する患者主導療法(patient-initiated therapy：PIT)が行えるようになった．

VZV 感染症

1．VZV の生活環

VZV は初感染時に空気感染で気道粘膜・眼粘膜から侵入し，所属リンパ節で増殖したのちに第一次・第二次ウイルス血症を経て水痘を発症させる．その後，ウイルスは知覚神経後根神経節や脳神経節に潜伏し，加齢や疲労・ストレスなどにより VZV 特異的な細胞性免疫が低下したときに再活性化し，ウイルスが知覚神経を順行性に移動し，支配神経領域の皮膚や粘膜に水疱・小丘疹を生じ，帯状疱疹が発症する[1]．

帯状疱疹では体の片側のデルマトームに沿って皮膚や粘膜に痛みを伴う丘疹・小水疱が集簇性に出現する(図 5)．水疱はやがて膿疱や，破れてびらん・潰瘍になった後に痂皮化し治癒する．皮疹出現数日前から痛み(前駆痛：prodromal pain)を訴える場合が多く，しばしば腰痛，頭痛などと診断されている場合がある．痛みは皮疹の治癒とともに軽減，消失していくことが多いが，帯状疱疹の皮疹治癒後に疼痛が長期間(皮疹出現後から 3 か月以上)続くものを帯状疱疹後神経痛(postherpetic neuralgia：PHN)と呼び，治療に難渋することがある[8]．

2．帯状疱疹の眼瞼病変

帯状疱疹の眼科系合併症として眼瞼結膜炎，角膜炎，虹彩毛様体炎，網膜炎があり，視力低下などに注意が必要である．三叉神経第 1 枝領域の帯状疱疹で，鼻尖部，鼻背部にも皮疹が認められる場合，高率に眼科系合併症をきたすことが知られている(Hutchinson の法則：図 6)．

3．眼瞼部帯状疱疹の診断，鑑別診断

眼瞼部帯状疱疹の鑑別診断としては，接触皮膚炎，伝染性膿痂疹や眼瞼ヘルペス．診断には Tzanck 試験を行うが，眼瞼ヘルペスなどとの鑑別が難しい場合は，イムノクロマト法による VZV 抗原迅速検出キットを用いる[9]．

4．眼瞼部帯状疱疹の治療

帯状疱疹急性期の治療の基本は抗ウイルス薬の全身投与であり，重症度や合併症の有無に応じて点滴あるいは内服薬を選択する．眼病変を合併す

表 3. 腎機能障害帯状疱疹患者における抗ヘルペスウイルス薬の用量

CCr (ml/min)	アシクロビル錠	アシクロビル注射用	CCr (ml/min)	バラシクロビル錠	CCr (ml/min)	ファムシクロビル錠	アメナメビル錠
＞50	1回 800 mg を 1日 5回	8 時間ごと 5 mg/kg	≧50	8 時間ごと 1,000 mg	≧60	1回 500 mg を 1日 3回	
25〜50	1回 800 mg を 1日 5回	12 時間ごと 5 mg/kg	30〜49	12 時間ごと 1,000 mg	40〜59	1回 500 mg を 1日 2回	1回 400 mg を 1日 1回
10〜25	1回 800 mg を 1日 3回	24 時間ごと 5 mg/kg	10〜29	24 時間ごと 1,000 mg	20〜39	1回 500 mg を 1日 1回	
＜10	1回 800 mg を 1日 2回	24 時間ごと 2.5 mg/kg	＜10	24 時間ごと 500 mg（※）	＜20	1回 250 mg を 1日 1回（※2）	

出典：各社添付文書

※血液透析者では 24 時間ごと 250 mg（血液透析日は透析後に投与）
※2 血液透析者には 250 mg を透析直後に投与する．なお次回透析前に追加投与は行わない．
ビダラビン…CCr＜10 ml/min の場合，使用量を 75%に減量（透析患者は透析後）
アメナメビル…透析を必要とする腎障害患者における試験は行われていない．

る場合は，アシクロビル軟膏などを併用する．

現在承認されている抗ヘルペスウイルス薬には核酸アナログ製剤（アシクロビル，バラシクロビル，ファムシクロビル，ビダラビン）とヘリカーゼ・プライマーゼ阻害薬（アメナメビル）がある．アメナメビルは既存の核酸アナログ製剤よりもより早い段階でウイルス DNA の複製を阻害する．また，1 日 1 回投与で十分な抗ウイルス作用を発揮すること，核酸アナログ製剤と作用機序が異なるため交差耐性を示さないこと，ウイルス増殖早期の段階を阻害するため病初期からの投与でより効果を発揮するといった特徴がある．核酸アナログ製剤は腎排泄性であり，高齢者や腎機能低下例では急性腎障害や精神神経系の障害（脳症，構語障害，幻覚，譫妄など）を引き起こす可能性のある薬剤であるため，腎機能に応じた減量投与を行う（表 3）．また，免疫低下例などで，抗ウイルス薬 7 日間投与後も水疱の新生や残存がある場合は，抗ウイルス薬の投与延長を考える．

5．帯状疱疹の予防—ワクチンについて—

海外では帯状疱疹予防のための生ワクチンは以前から使われていたが，我が国でも，乾燥弱毒生水痘ワクチン「ビケン」が，帯状疱疹に対する予防効果は医学薬学上公知であるとして，「50 歳以上の者に対する帯状疱疹予防」の効能追加が 2016 年 3 月に認められた．また，新規ワクチンとして，VZV の糖タンパク gE とアジュバント AS01B とから構成されるサブユニットワクチンであるシングリックス® が開発され，近日，我が国でも使用可能となる予定である[10]．このワクチンは生ワクチンではないため，免疫抑制患者にも接種可能なことが特徴である．

HPV 感染症

1．HPV の構造と生活環

HPV は直径約 50〜55 nm の DNA ウイルスで，エンベロープをもたず正 20 面体の球状構造を呈する．HPV は皮膚，粘膜の微小な傷から侵入して基底細胞に感染し，核内で一過性の複製を経て，HPV の増殖が抑制されたエピソーム（環状 DNA）の状態で潜伏持続感染をきたす．やがて HPV 感染細胞は表皮の分化とともに溶解感染状態となり自らを複製し，角質の脱落とともに放出され，また他の表皮の傷に侵入して増殖する．

2．HPV による眼瞼病変

HPV は現在 200 種類以上が知られているが，ウイルス性疣贅，尖圭コンジローマ，子宮頸癌といったそれぞれに特有な病変を形成する．眼瞼に生じる HPV 病変としては尋常性疣贅（HPV 2a/27/57），扁平疣贅（HPV 3/10/28/29）がある[11]．尋常性疣贅は直径数 mm〜1 cm 位までの表面乳嘴状の角化性丘疹や結節の像を取り，顔面や眼瞼に生じることもある（図 7）．一方，扁平疣贅は顔面，四肢や手背に多発する常色から淡褐色の扁平丘疹の像を呈し，学童〜青少年に好発する疣贅の一亜型である．しばしばケブネル現象と呼ば

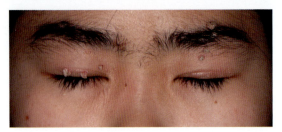

図 7. 眼瞼に生じた尋常性疣贅

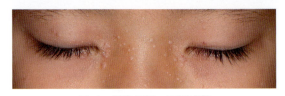

図 8. 眼瞼周囲の扁平疣贅

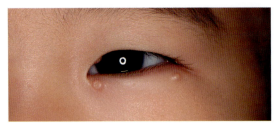

図 9. 眼瞼に生じた伝染性軟属腫

れる線状配列像を伴う(図8). 鑑別診断としては若年性黄色肉芽腫, 汗管腫, 尋常性痤瘡, 脂漏性角化症や汗孔角化症などがある.

3. ウイルス性疣贅の治療

疣贅の治療には, 物理的治療として外科的切除, 液体窒素による凍結療法, 電気焼灼法や光線力学的療法が, レーザー療法として CO_2 レーザーや超音波メスが, 化学的療法としてサリチル酸, モノクロル酢酸, グルタールアルデヒド, フェノール外用やグリコール酸によるケミカルピーリングが, 薬理学的治療法として 5-FU 軟膏, 活性型ビタミン D3 軟膏, 尿素軟膏外用やブレオマイシン局注が, 免疫学的治療法として DNCB, DPCP, SADBE といった化学物質を用いた接触感作療法やイミキモドクリーム外用が, そして内服療法としてヨクイニン, レチノイドやシメチジンがあり, 病型に応じて種々の治療法が選択される[11].

MCV 感染症

1. MCV による眼瞼病変

MCV による皮膚感染症には伝染性軟属腫(図9)がある. いわゆる「みずいぼ」であり, 乳幼児~学童の体幹, 四肢に好発する. 夏期に多く, アトピー性皮膚炎患者では多発しやすい. 成人の外陰部に発症するものは性行為感染症としての側面がある.

伝染性軟属腫の臨床症状は体幹, 四肢に単発あるいは多発する. 直径1~5 mm 大の常色もしくは淡紅色の水様光沢を帯びた, 半球状に隆起する丘疹および小結節である. 中心部が臍窩状に陥凹することが特徴である. 自覚症状はないか, あっても軽微な瘙痒感であることが多い. HIV 感染など免疫抑制患者に本症が合併した場合は, 顔面を含む全身に多発し, 個疹も大きく非典型的である. 臨床的に若年性黄色肉芽腫, 光沢苔癬, 汗管腫, 扁平疣贅, 脂腺増殖症などとの鑑別を要する.

2. 伝染性軟属腫の診断と治療

典型例の診断は, 問診および視診で十分可能である. 臨床的に診断が難しい場合には, 試験的に丘疹を患部で摘除して, 白色で粥状の内容物(いわゆる軟属腫封入体)を観察する. 小児の多発例ではアトピー性皮膚炎など皮膚のバリア障害の合併を考える. 成人で, 大きな軟属腫の多発例をみた場合は HIV 感染症や免疫能の低下を疑う.

3. プールへの対応

皮膚の学校感染症とプールに関する統一見解(日本皮膚科学会・日本臨床皮膚科医会・日本小児皮膚科学会)では, 伝染性軟属腫の対応は, 「プールの水ではうつりませんので, プールに入っても構いません. ただし, タオル, 浮輪, ビート板などを介してうつることがありますから, これらを共用することはできるだけ避けて下さい. プールの後はシャワーで肌をきれいに洗いましょう」となっている[12]. また, これに対するエビデンスベースの解説も日本皮膚科学会のワーキンググループで策定されている[13].

おわりに

以上, 眼瞼に病変を生じる主なウイルス性皮膚疾患について解説した. 診断に苦慮する場合は皮膚科専門医へのコンサルテーションが必要だと思われるが, 疾患の基礎や対応についての理解の一助になれば幸いである.

文 献

1) 渡辺大輔：皮膚疾患を起こすウイルス．皮膚科臨床アセット　3　ウイルス性皮膚疾患ハンドブック(浅田秀夫編)，中山書店，pp.14-18，2011.

2) 渡辺大輔：単純ヘルペスはどうやって感染する？うつる皮膚病最前線(宮地良樹編)，メディカルレビュー社，pp.126-127，2009.

3) 渡辺大輔：臨床講義　単純ヘルペスウイルス感染症の最前線—正しい診断，治療のために．皮膚科の臨床，**53**：233-239，2011.

4) 小野文武：ヘルペス感染症(HSV・VZV)．目のまわりの病気とその治療(外園千恵，加藤則人編)，学研メディカル秀潤社，pp.28-34，2015.

5) 渡辺大輔，川島　眞，本田まりこほか：カポジ水痘様発疹症の診断・治療指針の検討．臨床医薬，**32**：73-80，2016.
Summary　帯状疱疹・単純ヘルペスに関する抗ヘルペスウイルス療法研究会(HZ・S研究会)で提案された，カポジ水痘様発疹症の診断および治療指針(案)．

6) 井上幸次：アトピー性皮膚炎と眼感染症．臨眼，**57**：40-45，2003.

7) 渡辺大輔：単純疱疹・帯状疱疹の検査．MB

Derma，**216**：129-136，2014.

8) 渡辺大輔，浅野喜造，伊東秀記ほか：ヘルペス感染症研究会(JHIF)帯状疱疹ワークショップ帯状疱疹の診断・治療・予防コンセンサス．臨床医薬，**28**：161-173，2012.

9) 渡辺大輔，浅田秀夫，山本千尋ほか：水痘・帯状疱疹ウイルス抗原検出キットの基礎的，臨床的性能評価．新薬と臨牀，**67**：23-34，2018.

10) 渡辺大輔：帯状疱疹ワクチン．ウイルス，**68**：21-30，2018.

11) 日本皮膚科学会尋常性疣贅診療ガイドライン策定委員会(編)：尋常性疣贅診療ガイドライン2019(第1版)．日皮会誌，**129**：1265-1292，2019.

12) 学校感染症　第三種　その他の感染症：皮膚の学校感染症とプールに関する　日本臨床皮膚科医会・日本小児皮膚科学会・日本皮膚科学会の統一見解．https://www.dermatol.or.jp/uploads/uploads/files/news/G20160519_20130524_01.pdf

13) 説明文書作成ワーキンググループ(編)：学校感染症　第三種　その他の感染症：皮膚の学校感染症とプールに関する統一見解に関する解説．日皮会誌，**125**：1203-1204，2015.

特集／眼科医のための皮膚疾患アトラス

眼瞼に起こる細菌感染症

山﨑　修*

Key Words：丹毒（erysipelas），蜂窩織炎（cellulitis），せつ（furuncle），膿痂疹（impetigo），麦粒腫（hordeolum），涙囊炎（dacryocystitis）

Abstract：一般皮膚細菌感染症は，病変の深達度や附属器との関係，経過などより分類されている．眼瞼に好発する細菌感染症としては，丹毒，蜂窩織炎，涙囊炎，せつ・せつ腫症，麦粒腫，膿痂疹などがある．多くは急性感染症であり，直ちに治療を開始することになるので，臨床より起炎菌を推定し経験的治療を開始し，後日判明する細菌学的検査結果により診断，治療を確認，修正することになる．

はじめに

皮膚一般細菌感染症は，病変の深達度や附属器との関係，経過などより表1のように分類される．主要な病原菌は黄色ブドウ球菌であり，次いでコアグラーゼ陰性ブドウ球菌，レンサ球菌である．眼瞼に好発する細菌感染症として丹毒，蜂窩織炎，涙囊炎，せつ・せつ腫症，麦粒腫，膿痂疹について概説する．

丹毒／蜂窩織炎（erysipelas/cellulits）

丹毒は真皮・皮下脂肪組織境界部までを侵すびまん性の感染症である．通常はA群レンサ球菌（稀にB，C，G群レンサ球菌）や黄色ブドウ球菌による．症状は疼痛，鮮紅色，隆起性の浮腫性紅斑，辺縁部の隆起する浸潤性局面であり健常皮膚とは境界明瞭である（図1）[1]．好発部位は顔面，下腿，リンパ浮腫が先存する部位，臍部である．明らかな侵入門戸がみられない場合が多い．

蜂窩織炎は真皮深層〜皮下脂肪組織のびまん性感染症である．丹毒よりさらに深部に拡大するが，両者の区別は難しい場合が多い．蜂窩織炎の病変部は基本的には隆起せず，健常皮膚との境界は不明瞭である．触診では硬く触れ，疼痛が強い．抗菌薬療法にもかかわらず，皮膚は水疱形成や壊死に進展し，広範な皮膚の痂皮やびらんを生じる場合がある．黄色ブドウ球菌とA群レンサ球菌は最も一般的な起炎菌であるが，B，C，G群レンサ球菌，肺炎球菌，*Hemophilis influenzae*，*Pasteurella multocida* などさまざまな菌が関係する．B群レンサ球菌は新生児，*Hemophilis influenzae* は乳児に重要である．治療法はレンサ球菌，黄色ブドウ球菌を念頭に置いて薬剤を選択する．内服ではAMPC/CVA，SBT/PC，CFDNなどを第一選択とする．

鑑別疾患としては接触皮膚炎，虫刺症，血管浮腫，皮膚筋炎などがある．接触皮膚炎は接触源など特に誘因がないこと，丘疹，小水疱，鱗屑，痂皮などの湿疹変化や強い痒みもないことから除外できる．虫刺症も同様の理由で除外できるが，疼痛，熱感を伴うびまん性紅斑・腫脹の場合もあり，鑑別が難しい場合もある．虫に刺されたことが明らかでも，それが侵入門戸となり，感染が主体と

---

* Osamu YAMASAKI，〒700-8558　岡山市北区鹿田町2-5-1　岡山大学大学院医歯薬学総合研究科皮膚科学分野，准教授

表 1. 皮膚一般細菌症の分類

分類	診断名
表在性皮膚感染症	
毛包・汗器官感染症	急性表在性毛包炎,化膿性汗孔周囲炎
びまん性表在性感染症	伝染性膿痂疹,尋常性毛瘡,表在性二次感染
深在性皮膚感染症	
毛包・汗器官・爪囲感染症	せつ・せつ腫症,癰,多発性汗腺膿瘍,急性爪囲炎,瘭疽
びまん性深在性感染症	リンパ管炎,蜂窩織炎(蜂巣炎),丹毒,深在性二次感染
慢性膿皮症	感染粉瘤,化膿性汗腺炎,臀部慢性膿皮症,膿瘍性穿掘性頭部毛囊周囲炎など
潰瘍二次感染	
全身性感染症	ブドウ球菌性熱傷様皮膚症候群,トキシックショック症候群,壊死性筋膜炎,トキシックショック様症候群,敗血症

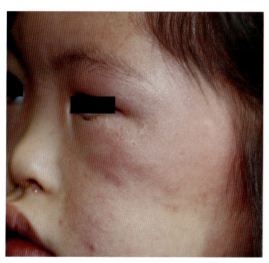

図 1. 丹毒
左眼囲のびまん性紅斑,腫脹,熱感,圧痛を認める.

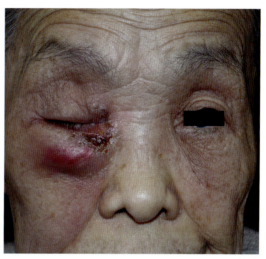

図 2. 涙囊炎
87 歳,女性.2015 年 3 月初診.右下眼瞼の著明な腫脹,一部自潰,連続して右頬にびまん性の発赤,腫脹,熱感を認める.疼痛あり.体温37.5℃

なった場合は丹毒と解釈する.血管浮腫は真皮〜皮下組織の病変で蕁麻疹より深く,境界が不明瞭である.繰り返すエピソードや他部位の明らかな膨疹が診断のきっかけとなることがある.熱感は強くなく,頬や耳介などへの拡大はないので除外できる.皮膚筋炎も,眼瞼腫脹や頬の紅斑から拡大する場合もあり,軽快しない場合は精査すべきである.

涙囊炎(dacryocystitis)

涙囊炎は,涙道通過障害により細菌感染を起こした炎症性疾患であり,通常は片側性であるが稀に両側性に認める.涙道通過障害の原因は先天性と後天性があり,涙嚢炎は急性型と慢性型に分けられる.急性涙囊炎は涙囊部に急速に発赤,腫脹を認め,疼痛を伴う.涙道周囲への炎症の波及による蜂巣炎を合併することが多い(図2)[2].慢性涙囊炎は流涙が持続し,眼脂を認め,難治性の慢性結膜炎を合併することが多い.

せつ・せつ腫症(furuncle, furunculosis)

癤(せつ)や癰(よう)は黄色ブドウ球菌による毛包を中心とした急性深在性感染症.せつは小児期,青壮年期の頸部,腋窩,顔面,殿部など間擦部や発汗の多い部位に好発する.有痛性の毛包一致性丘疹が急速に増大し尖形の紅色腫脹となる.

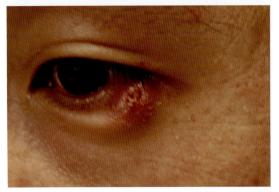

図 3. 外麦粒腫
31 歳，男性．下眼瞼に発赤，腫脹，膿疱を認める．

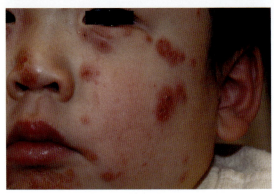

図 4. 水疱性膿痂疹
6 歳，男児．眼周囲，頬，鼻に弛緩性水疱，痂皮，小びらんが散在する．

局所熱感や圧痛がある．やがて膿瘍，壊死となり，中央の壊死物質（いわゆる芯）が排出し瘢痕を形成し治癒する．せつが多発したり，繰り返す場合はせつ腫症という．誘因となるアトピー性皮膚炎の有無，鼻腔，会陰部の黄色ブドウ球菌の保菌状態を検討する．市中感染型 MRSA(CA-MRSA) の場合もある．ようは隣接した複数の毛包が侵され，複数の毛包から排膿がみられる．中年，高齢の男性に好発する．糖尿病，栄養不良，心疾患などの基礎疾患を合併することがある．

黄色ブドウ球菌に対する抗菌薬治療（βラクタム薬）を全身投与する．発熱など全身症状が著明な場合は入院のうえ，点滴静注で治療する．病変が膿瘍化し波動を触れるようになれば，切開排膿する．初期治療で軽快傾向がない場合はMRSA (CA-MRSA) による可能性を想定する．ホスホマイシンの併用やニューキノロン系薬，塩酸ミノサイクリンへの変更を考慮する．難治の場合はST合剤であるバクタ配合剤も選択肢となるが，保険適用外である．塩酸ミノサイクリンは歯牙への色素沈着が起こるため，8歳未満では使用できない．ニューキノロン系薬はノルフロキサシン，トスフロキサシン以外は16歳未満では使用できない[3]．難治性や家族性のせつ腫症[4]の場合は皮膚科専門医の受診を促す．

麦粒腫（hordeolum）

麦粒腫は，眼瞼に付属する腺組織の黄色ブドウ球菌による細菌感染症である．いわゆる"ものもらい"である．睫毛に付属する皮脂腺（Zeis 腺）や汗腺（Moll 腺）に感染が生じた場合，外麦粒腫と呼ばれる．マイボーム腺（meibomian gland）に感染が生じた場合は内麦粒腫と呼ばれる．小児から成人まで，あらゆる年齢層にみられる．

臨床症状は眼瞼の発赤，腫脹で疼痛，圧痛を伴う．内麦粒腫では，瞼結膜に膿点と充血がみられる．マイボーム腺開口部に膿汁がみられる場合もある．外麦粒腫では，睫毛の根部に発赤，腫脹，膿汁がみられる（図3）[5]．

水疱性膿痂疹（bullous impetigo）

水疱性膿痂疹は黄色ブドウ球菌により生じる膿痂疹で乳幼児〜学童期に好発し，夏季に多い．四肢，顔面など露出部に多い．小外傷や虫刺症がきっかけとなる．その部のびらんが拡大し，その辺縁や離れた部に弛緩性水疱ができ，拡大していく．乾燥するに従い，縁取るように鱗屑を形成する（図4）．全身症状はほとんど伴わない．皮膚局所で増殖した黄色ブドウ球菌の産生する表皮剝脱毒素がデスモグレイン1を特異的に分解するため，表皮上層で棘融解を起こし，弛緩性の水疱を生じさせる[6]．局所的に黄色ブドウ球菌が伝播し，その部で毒素を産生し，水疱を形成し，とびひしていく．

鑑別疾患として湿疹・皮膚炎・虫刺症や単純ヘルペスがある．湿疹・皮膚炎も湿潤が強い場合をすべて膿痂疹として，抗菌薬を使用してはいけない．二次的に表面に黄色ブドウ球菌が検出されるが，定着であり，感染症ではない．ステロイド外

用を中心とする原疾患の湿疹・皮膚炎の治療をしないと軽快しない．単純ヘルペスは皮膚粘膜移行部が好発部位だが，アトピー性皮膚炎などに合併するカポジ水痘様発疹症では広範囲に及ぶ．膿痂疹と比較し，水疱，痂皮のサイズが均一のことが多い．細胞診(Tzank test)でウイルス性巨細胞を確認することで鑑別できる．

治療は黄色ブドウ球菌をターゲットとした抗菌薬(セフェム系，ペネム系，マクロライド系)の内服が主体となる．軽症の場合は外用だけでも軽快する．外用は抗菌外用剤(ナジフロキサシン，フシジン酸ナトリウム)，亜鉛華軟膏が使用されている．とびひを防ぐため，可能な場所は包帯で覆う．市中感染型MRSAによる膿痂疹が増加傾向といわれているが，頻度は黄色ブドウ球菌全体の20〜40%にとどまっている[7]．院内感染型MRSAと異なり，種々の抗菌薬に感受性が残っている．3日経っても効果がない場合やMRSAが判明すれば，ホスミシン単独または併用したり，塩酸ミノサイクリンやニューキロン系薬に変更する．ただし，塩酸ミノサイクリンは8歳未満，ノルフロキサシン以外のニューキロン系薬は16歳未満には使用できない．JAID/JSC感染症治療ガイド2014には，ST合剤，塩酸ミノサイクリンが推奨されていて，キノロン系，ファロペネム，ホスホマイシンがある程度有効であるとされている[3]．患者が小児であることを考えれば，のみやすい副作用の少ない薬剤を選択するべきであろう．また，βラクタム薬投与のままで軽快することも多く経験する．実際にはMRSAによる膿痂疹でも治療期間に有意差は認められていない[8]．

おわりに

眼瞼の皮膚感染症を鑑別するうえでは皮膚感染症を十分理解しておく必要がある．外麦粒腫とせつ，丹毒や涙嚢炎など鑑別が難しい境界領域であるが，病態を推測して治療することが大切である．多くは急性感染症であり，臨床より起炎菌を推定し直ちに経験的治療を開始することが重要である．

文　献

1) 山﨑　修：伝染性膿痂疹・汗腺膿瘍・丹毒．小児内科，**48**(4)：543-546，2016.

2) 山﨑　修：丹毒．皮膚科・眼科連携マニュアル目のまわりの病気とその治療(外園千恵，加藤則人編)，学研メディカル秀潤社，p.117-119, 2015.

3) 日本感染症学会，日本化学療法学会編：JAID/JSC感染症治療ガイド2014.

4) 渡邊みどり，猪又直子：小児の難治性細菌感染症—MRSA膿痂疹とMRSAせつ腫症．MB Derma，**236**：51-57，2015.
   Summary　本邦でのPVL陽性難治性・家族性のせつ腫症をまとめた文献.

5) 小幡博人：麦粒腫．私の治療2017-18年度版．日本医事新報社，www.jmedj.co.jp/premium/treatment/2017/d170201.

6) Amagai M, Matsuyoshi N, Wang ZH, et al：Toxin in bullous impetigo and staphylococcal scalded-skin syndrome targets desmoglein 1. Nat Med, **6**：1275-1277, 2000.

7) 山﨑　修：小児の皮膚細菌感染症．日皮会誌，**122**：1743-1746，2012.

8) 佐藤ミカ，荒田次郎，山﨑　修ほか：水疱性膿痂疹から分離された黄色ブドウ球菌のホスホマイシン感受性および治療経験2004〜2005年の統計．臨皮，**60**：752-756，2006.

特集/眼科医のための皮膚疾患アトラス

薬剤アレルギーと眼症状
―皮膚科からの警鐘―

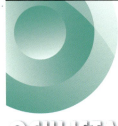

森田栄伸*

Key Words：皮膚粘膜眼症候群（mucocutaneous ocular syndrome），スティーヴンス・ジョンソン症候群（Stevens-Johnson syndrome：SJS），中毒性表皮壊死症（toxic epidermal necrosis：TEN），多形紅斑重症型（erythema multiforme major：EM major），human leukocyte antigen（HLA），ステロイド（steroids）

Abstract：スティーヴンス・ジョンソン症候群と中毒性表皮壊死症は，多くが薬剤が原因となり表皮細胞と粘膜上皮細胞の細胞死をきたす疾患である．眼症状は，眼瞼結膜の偽膜形成や角膜上皮の欠損がみられ，適切な管理が行われないと角膜上皮欠損に由来する視力低下を高率にきたす．診断には多形紅斑重症型との区別が重要である．治療には，被疑薬の服用を中止し，発症早期の副腎皮質ステロイドの全身療法，血漿交換療法やヒト免疫グロブリン製剤大量静注療法による全身の炎症抑制と，眼病変の評価と管理，補液・栄養管理，感染防止が必要である．

はじめに

薬剤アレルギーとは全身性に投与された薬剤により生じた副作用をいい，皮膚・粘膜にみられる副作用である薬疹は薬剤アレルギーの重要な兆候である．ただし，外用薬により外用局所に生じた副作用は接触皮膚炎（薬剤性皮膚炎）として区別される．薬疹は種々の形態をとり（表1，皮膚・粘膜病変の形態から原因薬剤や病態をある程度推測できる．これらのうち，皮膚粘膜眼症候群型（スティーヴンス・ジョンソン症候群，Stevens-Johnson syndrome：SJS），中毒性表皮壊死症型（toxic epidermal necrosis：TEN），薬剤性過敏症症候群は致死的となる重症薬疹である．薬剤アレルギーの粘膜病変は，眼球結膜，口唇・口腔粘膜，外陰部にみられ，重症薬疹の重要な症状となる．特に眼症状は視力の低下をきたすと患者のQOLが大

表1．薬疹の臨床病型

1.	紅斑丘疹型
2.	多型滲出性紅斑型
3.	紅皮症型
4.	湿疹型
5.	皮膚粘膜眼症候群型 （スティーヴンス・ジョンソン症候群）
6.	中毒性表皮壊死症型
7.	扁平苔癬型
8.	固定疹型
9.	光線過敏型
10.	蕁麻疹型
11.	紫斑型
12.	色素沈着びらん型
13.	ざ瘡型
14.	結節性紅斑型
15.	紅斑性狼瘡型
16.	水疱・天疱瘡型
17.	乾癬型
18.	薬剤性過敏症症候群型
19.	急性汎発性発疹性膿疱症型

---

* Eishin MORITA，〒693-8501　出雲市塩冶町89-1　島根大学医学部皮膚科学講座，教授

きく損なわれることからその正確な診断と対応は重要である.

SJS と TEN の概念

SJS と TEN は 38℃以上の発熱とともに皮膚の広範囲の紅斑・水疱・びらんや口腔・眼の粘膜症状をきたす重篤な疾患である. TEN は SJS として発症し,後に TEN に移行することが多いため,この両者は同一病態の疾患と考えられている. SJS/TEN の基本的な病態は,表皮細胞と粘膜上皮細胞の細胞死であり,その多くは薬剤が原因と考えられているが,マイコプラズマやウイルスの感染に伴って発症することもある. 厚生労働科学研究補助金「難治性疾患等政策研究事業(難治性疾患政策研究事業):重症多形滲出性紅斑に関する調査研究班」により,2015 年に SJS/TEN の診断基準が改訂され,さらに診療ガイドラインが作成された. この診療ガイドラインは,2016 年日本皮膚科学会で,2017 年日本眼科学会で承認され,それぞれの学会誌に掲載された[1)2)].

SJS/TEN の病態と薬剤の関与

SJS/TEN の基本的な病態は,表皮細胞と粘膜上皮細胞の細胞死である. 細胞死の機序はアポトーシスであるとされ,TNFα,パーフォリン,グランザイム,可溶性 CD40 リガンドなどの関与が示唆されてきた[3)]. また,アポトーシス受容体の Fas とそのリガンド Fas リガンドが表皮細胞に発現し,細胞死を起こすとの報告[4)]やグラニュライシンが関与するとの報告[5)]もみられる. 一方,表皮細胞の超微細構造の観察からネクローシスの特徴を示すとの報告もあり[6)],その細胞死は受容体 FPR1 とそのリガンドアネキシン A1 の相互作用により誘導されるとの報告もある[7)]. こうした知見から SJS/TEN にみられる細胞死は,プログラムされたネクローシス(ネクロプトーシス)形態をとる細胞死と考えられる.

SJS/TEN の多くは薬剤により発症すると考えられている. 重症多形滲出性紅斑に関する調査研究班が 2005〜07 年に皮膚科専門医研修施設で経験された SJS/TEN(SJS 258 例,TEN 112 例)について疫学調査した結果,SJS/TEN 発症の被疑薬は,SJS では抗菌薬等(抗ウイルス薬,抗結核薬等含む)16.3%,解熱鎮痛消炎薬 14.6%,抗けいれん薬 14%,TEN では抗菌薬等 19.5%,解熱鎮痛消炎薬 16.8%,循環器疾患治療薬 11.4%で,いずれの疾患でも抗菌薬と解熱鎮痛消炎薬が全体の 1/3 を占めた[8)]. その内訳は,抗菌薬等では,SJS でセフェム系 24.0%,ピリドンカルボン酸系 21.2%,マクロライド系 8.7%,TEN でセフェム系 40.0%,ピリドンカルボン酸系,ペニシリン系いずれも 18.5%であった. 解熱鎮痛消炎薬では,SJS でロキソプロフェンナトリウム 25.8%,アセトアミノフェン 19.4%,イブプロフェン 15.1%,TEN でロキソプロフェンナトリウム 25.0%,アセトアミノフェン 25.0%,イブプロフェン 10.7%であった. 抗けいれん薬では,SJS でカルバマゼピン 41.6%,ゾニサミド 18%,フェニトイン 13.5%,バルプロ酸ナトリウム 12.4%,TEN でカルバマゼピン 42.4%,フェニトイン 15.2%,ゾニサミド,バルプロ酸ナトリウム,フェノバルビタールいずれも 12.1%であった. SJS と TEN ではほぼ同様の割合であった. 近年は,抗けいれん薬ではラモトリギンの割合が高くなっている.

一方,SJS/TEN の発症にウイルスやマイコプラズマ感染の関与の可能性も考えられている[1)2)]. 小児の SJS ではマイコプラズマ肺炎を契機に発症する症例が多いことが知られているが,成人の SJS の発症にもマイコプラズマ感染が関与しているとする報告がある[9)]. マイコプラズマ感染を契機とする SJS の発症機序は明らかではないが,マイコプラズマ感染により抑制性 T リンパ球の機能低下が起こり,CD8 陽性細胞傷害性 T リンパ球の過剰活動を誘導するためと推察されている. ウイルス性上気道感染や単純ヘルペス,HIV などのウイルス感染が,SJS/TEN の発症の誘因となっていることも報告されている[10)11)]. これらの感染症が SJS/TEN の発症にどのように関連しているかは

表 2. スティーヴンス・ジョンソン症候群の診断基準(2016)

主要所見(必須)
1. 皮膚粘膜移行部(眼,口唇,外陰部など)の広範囲で重篤な粘膜病変(出血・血痂を伴うびらん等)がみられる.
2. 皮膚の汎発性の紅斑に伴って表皮の壊死性障害に基づくびらん・水疱を認め,軽快後には痂皮,膜様落屑がみられる.その面積は体表面積の 10%未満である.ただし,外力を加えると表皮が容易に剝離すると思われる部位はこの面積に含まれる.
3. 発熱がある.
4. 病理組織学的に表皮の壊死性変化を認める.
5. 多形紅斑重症型(erythema multiforme[EM]major)を除外できる.

副所見
1. 紅斑は顔面,頸部,体幹優位に全身性に分布する.紅斑は隆起せず,中央が暗紅色の flat atypical targets を示し,融合傾向を認める.
2. 皮膚粘膜移行部の粘膜病変を伴う.眼病変では偽膜形成と眼表面上皮欠損のどちらかあるいは両方を伴う両眼性の急性結膜炎がみられる.
3. 全身症状として他覚的に重症感,自覚的には倦怠感を伴う.口腔内の疼痛や咽頭痛のため,種々の程度に摂食障害を伴う.
4. 自己免疫性水疱症を除外できる.

診断
副所見を十分考慮の上,主要所見5項目をすべて満たす場合,スティーヴンス・ジョンソン症候群と診断する.初期のみの評価ではなく全経過の評価により診断する.

表 3. 中毒性表皮壊死症の診断基準(2016)

主要所見(必須)
1. 広範囲に分布する紅斑に加え体表面積の 10%を超える水疱・びらんがみられる.外力を加えると表皮が容易に剝離すると思われる部位はこの面積に含める(なお,国際基準に準じて体表面積の 10〜30%の表皮剝離は,SJS/TEN オーバーラップと診断してもよい).
2. 発熱がある.
3. 以下の疾患を除外できる.
　・ブドウ球菌性熱傷様皮膚症候群(SSSS)
　・トキシックショック症候群
　・伝染性膿痂疹
　・急性汎発性発疹性膿疱症(AGEP)
　・自己免疫性水疱症

副所見
1. 初期病変は広範囲にみられる斑状紅斑で,その特徴は隆起せず,中央が暗紅色の flat atypical targets もしくはびまん性紅斑である.紅斑は顔面,頸部,体幹優位に分布する.
2. 皮膚粘膜移行部の粘膜病変を伴う.眼病変では偽膜形成と眼表面上皮欠損のどちらかあるいは両方を伴う両眼性の急性結膜炎がみられる.
3. 全身症状として他覚的に重症感,自覚的には倦怠感を伴う.口腔内の疼痛や咽頭痛のため,種々の程度に摂食障害を伴う.
4. 病理組織学的に表皮の壊死性変化を認める.完成した病像では表皮の全層性壊死を呈するが,軽度の病変でも少なくとも 200 倍視野で 10 個以上の表皮細胞(壊)死を確認することが望ましい.

明らかにされていない.

SJS/TEN の診断

　SJS/TEN の診断基準は重症多形滲出性紅斑に関する調査研究班により 2005 年に策定されたが,2015 年に作成された診療ガイドラインでは診断基準が修正されている(表2,3)[1].これは臨床現場でSJSと多形紅斑重症型(erythema multiforme[EM]major:EM major)が厳密には区別されて

いないという問題点があったためである.多形滲出性紅斑や多形紅斑型薬疹は,ときに口唇・口腔粘膜の軽微なびらんや眼結膜の充血などを伴うことがあるが,これらは EM major であり,SJS とは異なる病態と考えられる(図1).しかし,粘膜疹を伴うことから現実にはSJSと診断されるケースが少なくない.

　SJS と EM major は,皮疹の性状,粘膜疹の重症度,全身状態の重篤度で区別される.改訂診断

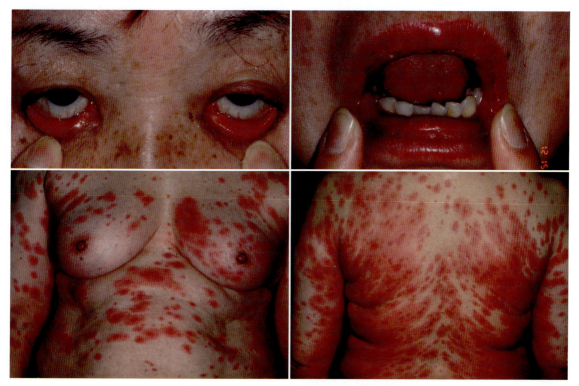

図 1. EM major の女性にみられた眼症状

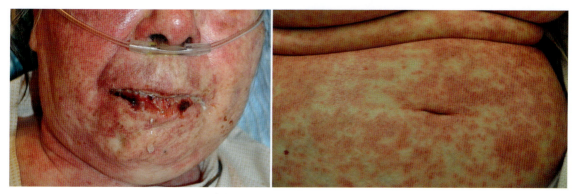

図 2. SJS 患者にみられた紅斑の flat atypical targets

基準ではSJSとEM major の混同を避けるために，SJS の皮疹の性状は「紅斑は隆起せず，中央が暗紅色の flat atypical targets（図2）を示し，融合傾向を認める」と記載された．多形滲出性紅斑やEM major にみられる紅斑は typical targets（図3）や隆起した atypical targets である．また，EM major の口腔粘膜症状はびらんなど軽微な障害であるのに対して，SJS の口腔粘膜症状は広範かつ出血を伴う重篤な障害である．さらに，EM major の眼症状は眼瞼結膜や眼球結膜の充血など軽微であるのに対して，SJS の眼症状は眼瞼結膜の偽膜形成や角膜上皮の欠損など重篤な障害である（図4）．紅斑部の病理組織所見については，EM major では表皮壊死がみられないか，みられたとしても極一部の細胞に限局しているのに対して，SJS では壊死細胞が集塊を形成してみられる．また，EM major では全身状態は良好であるが，SJS では他覚的に重症感，自覚的には強い倦怠感がある．予後の観点からは，SJS では角膜上皮欠損に由来する視力低下を高率にきたすが，EM major では後

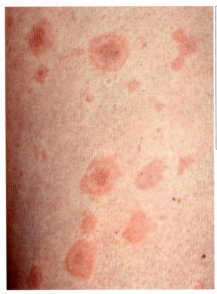
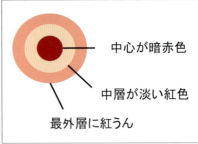

図 3.
多形滲出性紅斑にみられる典型的紅斑の typical targets
（文献 1 より引用）

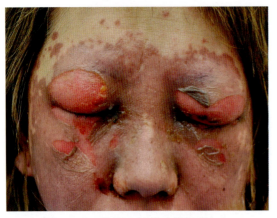

図 4．SJS 患者にみられた眼瞼びらん
眼瞼結膜の偽膜形成や角膜上皮の欠損を伴った．

遺症はみられない．

SJS/TEN の発症の遺伝要因

SJS/TEN の多くは薬剤により発症するが，薬剤による発症には遺伝的要因が関与している．殊に抗原提示に関与する分子である human leukocyte antigen（HLA）のタイプは発症に大きく関わっている．アロプリノールによる SJS/TEN は人種によらず *HLA-B*58：01* の保有者に高率にみられることが報告されている[12]．カルバマゼピンによる SJS/TEN は，漢民族で *HLA-B*15：02* の保有者が発症することが報告されたが[13)14)]，日本人では *HLA-A*31：01* の保有者に高率に発症する[15)]．フェニトインによる SJS/TEN では薬物代謝酵素 *CYP2C9* の機能低下型遺伝子多型（*CYP2C9*3*）との有意な関連があるとされる．

SJS/TEN の治療

まず被疑薬の服用を中止する．皮疹部および口唇・外陰部粘膜の局所処置，眼病変の評価と管理，補液・栄養管理，感染防止が必要である．

薬物療法として，全身的な炎症反応を抑制し，症状の進展を防ぐ目的で発症早期の副腎皮質ステロイド薬の全身療法が第一選択となる．重症度に応じて，血漿交換療法やヒト免疫グロブリン製剤大量静注（IVIg）療法などを併用する．

1．ステロイド全身投与

急性期にはプレドニゾロン換算で，中等症は 0.5〜1 mg/kg/日，重症例は 1〜2 mg/kg/日，最重症例はメチルプレドニゾロン 500 mg〜1 g/日（3 日間）から開始し，効果がみられたら症状に応じて 4〜7 日後に適宜漸減する．

2．IVIg 療法

重篤な感染症の併発が危惧され十分なステロイドが投与されない場合，もしくは重症例でステロイド療法との併用療法として，ヒト免疫グロブリン製剤 400 mg/kg/日を 5 日間連続投与する．原則として 1 コースのみ施行する．

3．血漿交換療法

単純血漿交換法と二重膜濾過血漿交換法があ

る．ステロイド療法で症状の進行がくい止められない重症例，もしくは重篤な感染症がある場合に施行する．週2～3回，連日または隔日で施行する．2回施行して回復傾向がみられない場合はさらに追加して，合計2週間施行することもある．

急性期の眼病変に対しては，眼表面の炎症，瞼球癒着を抑えて眼表面上皮を温存し，眼表面の二次感染を防止する．眼表面の消炎にはステロイドの大量全身投与に加えて，眼局所にもステロイドを投与する．

文　献

1) 塩原哲夫，狩野葉子，水川良子ほか：重症多形滲出性紅斑スティーヴンス・ジョンソン症候群・中毒性表皮壊死症診療ガイドライン．日皮会誌，**126**：1634-1685，2016．

2) 塩原哲夫，狩野葉子，水川良子ほか：重症多形滲出性紅斑スティーヴンス・ジョンソン症候群・中毒性表皮壊死症診療ガイドライン．日眼会誌，**121**：42-86，2017．

3) Chung WH, Hung SI：Recent advances in the genetics and immunology of Stevens-Johnson syndrome and toxic epidermal necrosis. J Dermatol Sci, **66**：190-196, 2012.

4) Viard I, Wehrli P, Bullani R, et al：Inhibition of toxic epidermal necrolysis by blockade of CD95 with human intravenous immunoglobulin. Science, **282**：490-493, 1998.

5) Chung WH, Hung SI, Yang JY, et al：Granulysin is a key mediator for disseminated keratinocyte death in Stevens-Johnson syndrome and toxic epidermal necrolysis. Nat Med, **14**：1343-1350, 2008.

6) Heng MC, Allen SG：Efficacy of cyclophosphamide in toxic epidermal necrolysis. Clinical and pathophysiologic aspects. J Am Acad Dermatol, **25**：778-786, 1991.

7) Saito N, Qiao H, Yanagi T, et al：An annexin A1-

FPR1 interaction contributes to necroptosis of keratinocytes in severe cutaneous adverse drug reactions. Sci Trans Med, 16：6(245)：245ra95, 2010.

8) 北見　周，渡辺秀晃，末木博彦ほか：Stevens-Johnson 症候群ならびに中毒性表皮壊死症の全国疫学調査―平成20年度厚生労働科学研究費補助金(難治性疾患克服研究事業)重症多形滲出性紅斑に関する調査研究―．日皮会誌，**121**：2467-2482，2011．

9) Kunimi Y, Hirata Y, Aihara M, et al：Statistical analysis of Stevens-Johnson syndrome caused by Mycoplasma pneumonia infection in Japan. Allergol Int, **60**：525-532, 2011.

10) Gerull R, Nelle M, Schaible T：Toxic epidermal necrolysis and Stevens-Johnson syndrome：A review. Crit Care Med, **39**：1521-1532, 2011.

11) Ishida T, Kano Y, Mizukawa Y, et al：The dynamics of herpesvirus reactivations during and after severe drug eruptions：their relation to the clinical phenotype and therapeutic outcome. Allergy, **69**：798-805, 2014.

12) Hung SI, Chung WH, Liou LB, et al：HLA-B* 5801 allele as a genetic marker for severe cutaneous adverse reactions caused by allopurinol. Proc Natl Acad Sci U S A, **102**：4134-4149, 2005.

13) Chung WH, Hung SI, Hong HS, et al：Medical genetics：a marker for Stevens-Johnson syndrome. Nature, **428**(6982)：486, 2004.
Summary 漢民族における SJS 患者群では *HLA-B*1502* の保有率 100%であったが，対照群では 3%であったとする文献．

14) Chen P, Lin JJ, Lu CS, et al：Taiwan SJS Consortium. Carbamazepine-induced toxic effects and HLA-B*1502 screening in Taiwan. N Engl J Med, **364**：1126-1133, 2011.

15) Ozeki T, Mushiroda T, Yowang A, et al：Genome-wide association study identifies HLA-A* 3101 allele as a genetic risk factor for carbamazepine-induced cutaneous adverse drug reactions in Japanese population. Hum Mol Genet, **20**：1034-1041, 2011.

特集/眼科医のための皮膚疾患アトラス

薬剤アレルギーと眼症状
―眼科からの警鐘―

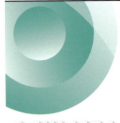

上田真由美*

Key Words: スティーヴンス・ジョンソン症候群(Stevens-Johnson syndrome：SJS), 中毒性表皮壊死症(toxic epidermal necrosis：TEN), 眼後遺症(ocular sequelae), 感冒薬(cold medicine), HLA, 疾患感受性遺伝子(disease susceptibility gene)

Abstract：薬剤アレルギーで重篤な眼障害・眼後遺症を生じるのはSJS(スティーヴンス・ジョンソン症候群)/TEN(中毒性表皮壊死症)である．SJSと，その重症型とされるTENで視力障害，ドライアイなどの眼後遺症が問題となる．SJS，TENはともに突然の高熱と皮膚の発疹ならびに粘膜のびらんで発症する．眼科所見については，SJSとTENによる違いはなく，眼科医は，慢性期のSJS/TEN患者を診療することが多く，眼後遺症を伴うSJSとTENを，合わせて広義のスティーヴンス・ジョンソン症候群と呼んでいる．

偽膜や眼表面上皮びらん(広範囲の角結膜上皮欠損)を伴う重篤な眼合併症が生じた症例では，多くの場合，眼後遺症(ときに失明につながる重篤な眼後遺症)が生じる．

重篤な眼合併症を伴うSJS/TENでは，感冒薬で発症していることが多い．一方，重症薬疹SJS/TENでは，薬剤によって遺伝素因や眼合併症・後遺症の有無が異なる．つまり，現在，SJS/TENと診断されている患者は，複数の病態の集まりである可能性がある．

薬剤アレルギーと眼所見

薬剤アレルギーは，特定の薬剤に対するアレルギー反応を指すが，多くの場合発疹として現れる．薬剤アレルギーによって生じる発疹は薬疹と呼ばれ，薬疹のなかでも臓器障害を併発し，生命に危険を及ぼす可能性のある薬疹は重症薬疹と呼ばれる．重症薬疹には，スティーヴンス・ジョンソン症候群(SJS)，中毒性表皮壊死症(TEN)，薬剤過敏症症候群(DIHS)等があり，このうちSJSと，その重症型とされるTENで視力障害，ドライアイなどの眼後遺症が問題となる．DIHSやその他の薬疹では，眼症状が出るとしても軽度の結膜炎であることがほとんどである．そこで，本稿では，SJS/TENについて詳細に記載させていただく．

SJS，TENはともに突然の高熱と皮膚の発疹ならびに粘膜のびらんで発症する．最初に数個で始まる皮膚の発疹は，急速に全身に拡大し，水疱となり破れてびらんに進展する．日本では，水疱・びらんが体表面積の10%未満をSJS，10%以上がTENとされるが，眼科所見については，SJSとTENによる違いはない．眼科医が慢性期のSJS/TEN患者を診療するときは，皮膚所見が治癒していることより，SJSとTENの区別はつけがたく，眼科では，眼後遺症を伴うSJSとTENを，合わせて広義のスティーヴンス・ジョンソン症候群と呼んでいる[1]．

高熱に加えて，咽頭痛，倦怠感など風邪に似た症状があることから内科を受診し，手足口病，水痘，はしかなどと診断されて，適切な治療が後手

---

* Mayumi UETA, 〒602-8566 京都市上京区河原町通広小路上る梶井町465 京都府立医科大学特任講座感覚器未来医療学，准教授

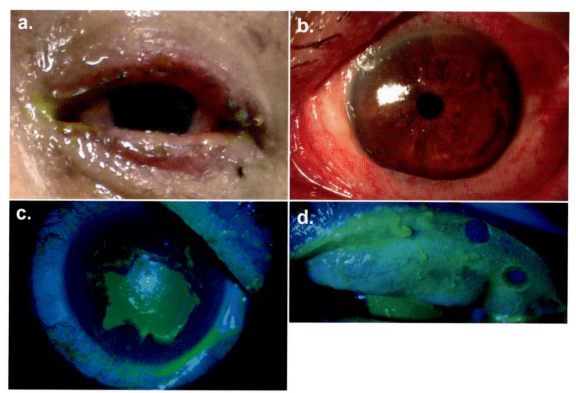

図 1. 重篤な眼合併症を伴う SJS/TEN の急性期の眼所見
重篤な眼合併症を伴う SJS/TEN の急性期には,眼瞼の発赤腫脹(a),結膜全体に及ぶ高度な充血(b),広範囲の角結膜上皮欠損(c),偽膜形成(d)を認める.
c,d は,フルオレセイン染色の写真である.c では,角膜上皮欠損が黄色染色されている.
d では,眼瞼結膜の偽膜が黄色染色されている.

に回ることがあり注意を要する.また,発疹の前に結膜炎が先行したときは,眼科でウイルス性結膜炎と診断されることもある.

SJS/TEN における結膜炎の合併率は約 60% とされ,偽膜や眼表面上皮びらんを伴う重篤な眼合併症の合併率は約 40% と報告されている[2].偽膜や眼表面上皮びらん(広範囲の角結膜上皮欠損)を伴う重篤な眼合併症が生じた症例では,多くの場合,眼後遺症(ときに失明につながる重篤な眼後遺症)が生じる.

重篤な眼合併症を伴う症例の典型的な眼所見は,眼瞼の発赤腫脹,結膜全体に及ぶ高度な充血,偽膜形成,広範囲の角結膜上皮欠損であり(図1)[3],慢性期には,重症ドライアイ,睫毛乱生,眼瞼結膜の瘢痕形成,瞼球癒着,角膜への結膜侵入等の眼後遺症を生じる可能性が高い(図2)[4].また,重篤な眼合併症を伴う症例では,口唇・口腔内の発赤・びらん,爪囲炎を必発する(図3)[3].

以下については,重篤な眼合併症を伴う症例に焦点を当てて記載する.

重篤な眼合併症を伴う症例の急性期の眼所見

重篤な眼合併症を伴う SJS/TEN の急性期には,皮疹・粘膜疹とほぼ同時に両眼性に急性結膜炎を生じる.皮疹が急速に広がるにつれて結膜充血が強くなり,偽膜の形成,角結膜上皮障害がみられるようになる.角結膜上皮障害の程度はさまざまであり,角膜上皮欠損(角膜びらん),結膜上皮欠損(結膜びらん),あるいはその両方を認める.偽膜はフィブリン,壊死を生じた上皮細胞,浸潤細胞(主に好中球)からなり,眼表面の炎症が高度であることを示している.急性期に広範な角結膜上皮欠損を生じると,角膜上皮幹細胞がすべて消失する可能性が高くなる.急性期に眼表面炎症に伴い角膜上皮幹細胞が消失すると,上皮欠損部は角膜上皮により修復されず周囲から進展する

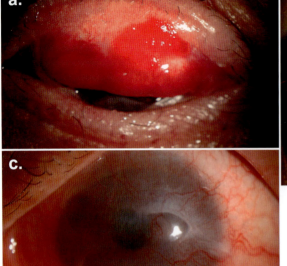
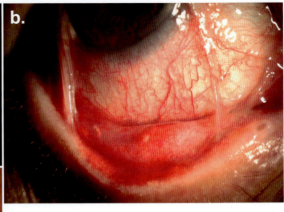

図 2. 重篤な眼合併症を伴う SJS/TEN の慢性期眼後遺症
慢性期には，重症ドライアイ，睫毛乱生（a：眼瞼縁の結膜側に多数の睫毛が生えている），眼瞼結膜の瘢痕形成（a），瞼球癒着（b），角膜への結膜侵入（c）等の眼後遺症を生じる．

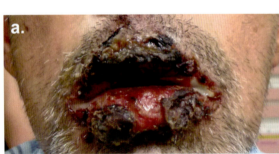
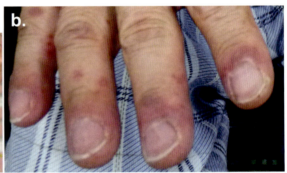

図 3. 重篤な眼合併症を伴う SJS/TEN でみられる口唇の発赤・びらんと爪囲炎
重篤な眼合併症を伴う症例では，口唇の発赤・びらん（a），爪囲炎（b）を必発．写真はともに，発症 10 日目所見

結膜組織で被覆され，慢性期に重篤な視力障害をきたす（図 4-a）．一方，角膜上皮欠損を生じても角膜上皮幹細胞が残存した場合には，上皮欠損は角膜上皮により修復され，ほぼ透明化する（図 4-b）[5]．角膜上皮が広範囲に欠損しているときの視力は比較的良好であり，急性期の患者の視力は重症度の指標とならない．角結膜上皮欠損の有無は眼科医でなければ判断できないので，必ず眼科専門医による診察が必要である．広範囲な角結膜上皮欠損を生じる急性期の治療は，最も重要であり，患者の視力予後を決定する．眼表面の十分な消炎は角膜上皮幹細胞の残存を可能にし，視力予後を良好にする．急性期の全身状態が重篤である

ほど眼には関心がいきにくいが，発症初期より適切な眼科治療を行うことが重要である．

重篤な眼合併症を伴う症例の急性期の眼科的治療

1．消炎治療

a）ステロイド全身投与：ステロイドパルス

ステロイドパルス（ソルメドロール 1,000 mg/日）を 3 日間点滴投与する．その後，ステロイドの点滴を継続し，徐々に漸減，内服に切り替える．ステロイドパルス後の漸減時に眼所見が悪化することが多いので，眼所見を考慮しながらステロイド量の漸減を行うことが好ましい．

眼表面に広範囲の上皮欠損が生じた場合(角膜上皮幹細胞が消失した場合)

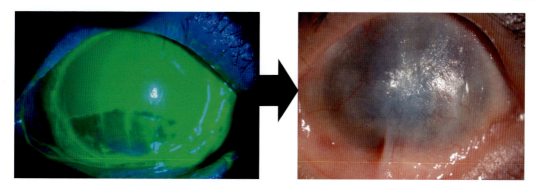

眼表面の上皮欠損が少ない場合(角膜上皮幹細胞が残存した場合)

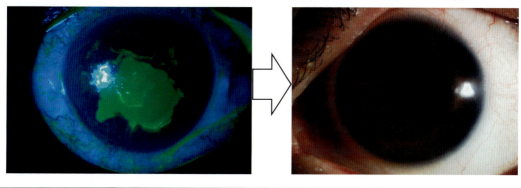

図 4. 急性期の治療は患者の視力予後に大きく影響する(文献 5 より転載)
a／b 急性期に眼表面炎症に伴い角膜上皮幹細胞が消失すると,上皮欠損部は角膜上皮により修復されず周囲から進展する結膜組織で被覆される(a).一方,角膜上皮欠損を生じても角膜上皮幹細胞が残存した場合には,上皮欠損は角膜上皮により修復されほぼ透明化する(b).

b)ステロイドの眼局所投与

ベタメタゾン(リンデロン)の点眼・眼軟膏を投与(点眼・眼軟膏あわせて1日8〜10回程度)する.角膜ならびに結膜の上皮欠損が消失したら,点眼回数を減らしていく.ステロイド全身投与の終了後に,眼表面が十分消炎できていれば,ベタメタゾン点眼を弱めて0.1%フルメトロン点眼1日4回に変更する.ステロイドの副作用としてステロイド性続発性緑内障が発症することがあるので眼科医による管理が必須である.慢性期に入って,眼表面の炎症が消失すればステロイド点眼を中止することが望ましいが,軽度の炎症が継続するために,低濃度のステロイド点眼を継続しなければならない患者も多い.

2. 感染予防

急性期は眼表面に広範囲の上皮欠損があるために感染のリスクが高く,二次感染の防止に努める.初診時に,結膜囊培養を行い,菌を検出すれば薬剤感受性を考慮して,抗菌薬を局所投与する.初回検査で陰性であっても急性期には週1回程度の監視培養を続ける.

3. 癒着防止

瞼球癒着を予防するためにはステロイドによる眼表面の消炎が必須であるが,それにも関わらず瞼球癒着が生じる場合は,点眼麻酔下に硝子棒を用いて機械的に癒着を剝離する.

4. 遷延性上皮欠損に対する手術治療

急性期の角膜上皮欠損が遷延すると,角膜穿孔を生じ失明につながる.遷延性上皮欠損に関しては,まずは,感染に注意しながら治療用ソフトコンタクトレンズの装用を開始し,それでも改善しない難治性の角膜上皮欠損に対しては,培養口腔

粘膜上皮移植術(現在，医師主導型治験中)が有効である[6].

重篤な眼合併症を伴う症例の慢性期の眼後遺症と治療

重篤な眼合併症を伴う SJS/TEN 症例の眼後遺症としては，下記が挙げられる．それぞれの特徴と治療について記載する．

1．重症ドライアイ

急性期に重篤な眼合併症を生じた症例では，眼後遺症として重症ドライアイが生じる．急性期の治療が奏効して，角膜の透明性が維持できた症例でさえ，重症ドライアイの後遺症はほぼ避けられない．涙液分泌が著明に減少し，シルマー試験の結果が 0 mm ということも珍しくない．また，ほとんどの症例で，マイボーム腺の脱落が認められ，涙液の蒸発亢進も生じる．慢性期 SJS/TEN の重症ドライアイに対して行われる涙点プラグ挿入術，涙点閉鎖術は，患者の自覚症状を和らげる．ドライアイ点眼薬や，人工涙液の頻回点眼も必須である．ドライアイ点眼薬については，ムチン産生亢進作用があるムコスタ点眼には，抗炎症作用もあり，患者の自覚症状の軽減とともに充血が軽減できる．

2．眼瞼結膜の瘢痕形成

急性期に重篤な眼合併症を伴う SJS/TEN では，結膜に偽膜を認めるほど強い炎症を生じる．眼表面の消炎治療とともに偽膜は出なくなり，結膜炎症も徐々に消退するが，慢性期には眼瞼結膜の瘢痕化が後遺症として残ることがほとんどである．この眼瞼結膜の瘢痕が眼瞼縁に存在すると，瞬目のたびに角膜表面をこすって角膜上皮びらんの原因となり，また，患者に目が開けられないほどの不快感を与える．近年，インド，ブラジルや欧米では，眼瞼縁の結膜瘢痕を除去し口腔粘膜を移植して眼瞼縁の瘢痕を取り，角膜表面への摩擦を減少させる手術を行い，良い結果を得ている[7].

3．睫毛乱生

慢性期 SJS/TEN で認められる睫毛乱生は，一般に認められる睫毛乱生と比較するとかなり重症である．睫毛根部の位置が通常の睫毛ラインから外れていることが多く，ひどい場合，眼瞼結膜から睫毛が生えている(図 2-a)．睫毛乱生を放置しておくと，睫毛接触による機械的刺激のため眼表面炎症を誘発するので，こまめに睫毛抜去する必要がある．重症の場合は，睫毛根部切除術等の手術的治療も適応となる．

4．瞼球癒着

慢性期 SJS/TEN では，程度はさまざまであるが瞼球癒着を認めることが多い(図 2-b)．重度の場合，上下の眼瞼も癒着していることがある．また，瞼球癒着は，慢性期であっても進行することがあるので，眼表面の消炎治療は重要である．瞼球癒着の解除手術については，軽度であれば羊膜移植，中等度〜重度の場合は培養口腔粘膜上皮移植(医師主導型治験中)が有効である．

5．角膜への結膜侵入・角化

急性期に重篤な眼合併症を伴う SJS/TEN において，急性期に眼表面炎症のために角膜幹細胞(輪部に存在)が消失してしまった場合，角膜に結膜が侵入する(図 2-c)．厚い結膜組織が角膜に侵入してくる場合，結膜上皮と薄い結合組織が入ってくる場合，結膜上皮だけが角膜に入ってくる場合など，程度はさまざまであるが，いずれも強い角膜不正乱視となり，視力が著しく低下する．

結膜上皮だけが角膜に入っている場合や，結膜上皮と薄い結合組織が入っている場合は，京都府立医科大学眼科グループが開発した SJS 用の特殊なハードコンタクトレンズ(輪部支持型ハードコンタクトレンズ：Kyoto-CS®)を装用することにより矯正視力が改善することも珍しくない[8]．厚い結膜組織が角膜に侵入している場合は，ハードコンタクトレンズだけでの矯正は難しく，培養口腔粘膜上皮移植術(医師主導治験中)と輪部支持型ハードコンタクトレンズの両方を行うことで矯正視力が改善することがある．

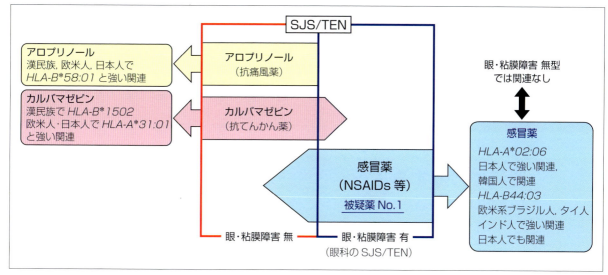

図 5. 原因薬剤により SJS/TEN の遺伝素因が異なる(文献 21 より転載)

原因薬剤と臨床病型,HLA 型との関連

SJS/TEN は,薬剤の投与が誘因となって発症することが多く,海外の皮膚科医グループからは,カルバマゼピンなどの抗てんかん薬や抗痛風薬であるアロプリノール等が頻度の高い原因薬剤として報告されている.しかし,アロプリノールで重篤な眼合併症を生じることは少なく,カルバマゼピンによる重篤な眼合併症も多くはない.我々が重篤な眼合併症・眼後遺症を伴う SJS/TEN 患者を対象に行った調査では,約 8 割の患者が感冒様症状を自覚し,感冒様症状に対する薬剤投与が誘因となって発症していた.感冒様症状に対しては,複数の薬剤が投与されることが多いものの,市販の感冒薬でも発症していることより,アセトアミノフェンや NSAIDs をはじめとする解熱鎮痛薬が原因ではないかと我々は考えている.また,諸外国から SJS/TEN の HLA 解析を薬剤別に行った報告が多くなされている.その結果,原因薬剤によりその遺伝素因が異なることもわかってきている.例えば,抗てんかん薬であるカルマバゼピンによる SJS/TEN 発症には,漢民族では $HLA\text{-}B^*15:02$ と[9],欧米人,日本人では $HLA\text{-}A^*31:01$ と関連することが報告されており[10][11],抗痛風薬であるアロプリノールによる SJS/TEN 発症には,漢民族[12],欧米人[13],日本人[14]共通で $HLA\text{-}B^*58:01$ と強い関連があることが報告されている.一方,重篤な眼合併症ならびに眼後遺症を伴う患者について,感冒薬に関連して発症した SJS/TEN に絞った解析では,日本人[15],韓国人[16]では $HLA\text{-}A^*02:06$ が,インド人[17][18],タイ人[19],欧米系ブラジル人[17][20]では,$HLA\text{-}B^*44:03$ が関連していることが明らかとなった(図 5).このように,薬剤によって遺伝子素因や眼合併症の有無が異なることは,眼合併症の有無や原因薬剤によって病態が異なる可能性を示している.つまり,現在,SJS/TEN と診断されている患者は,複数の病態の集まりである可能性が示唆される(図 6)[21].

病態解明に向けた研究について

重篤な眼合併症ならびに眼後遺症を伴う感冒薬関連 SJS/TEN では,薬剤投与の前にウイルス感染症を思わせる感冒様症状を呈することが多く,また,急性期・慢性期ともに MRSA・MRSE を高率に保菌し,眼表面炎症と感染症を生じやすい.このことより,筆者は,感冒薬関連眼合併型 SJS/TEN 発症の素因として自然免疫応答異常が関与している可能性を考えている[22].

筆者らは,自然免疫との関連を検討する目的で,感冒薬関連眼合併型 SJS を対象に遺伝子多型解析を行った.自然免疫関連遺伝子を候補遺伝子とした遺伝子多型解析では,ウイルス感染に対する生体防御に大きく関与している Toll like recep-

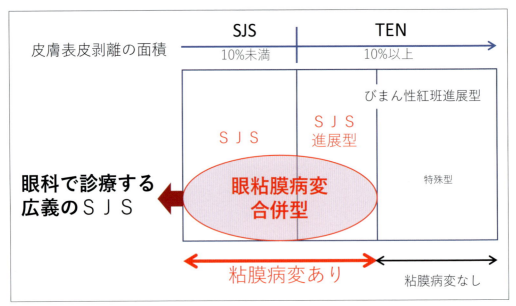

図 6. 皮膚科で診断されるスティーヴンス・ジョンソン症候群/中毒性表皮融解症(SJS/TEN)における重篤な眼合併症を伴う SJS/TEN の位置づけ(文献 21 より転載)

tor 3(TLR3)の遺伝子多型との有意な関連が確認された[23]。TLR3 は,マウスモデルを用いた解析により,眼表面炎症ならびに皮膚炎症を促進していることが明らかとなった[24)～26)]。また,ヒト眼表面上皮には,TLR3 が強く発現していることも報告している[27]。

全遺伝子を網羅的に調べることができる全ゲノム関連解析(genome wide association study:GWAS)を実施した結果,プロスタグランジン(PG)E_2 の受容体の 1 つである EP3 の遺伝子 *PTGER3* の遺伝子多型との関連が確認された[28]。この EP3 については,ヒト結膜組織の EP3 の免疫染色の結果,重篤な眼後遺症を伴う SJS/TEN 患者の結膜では,正常結膜に対して著しくその蛋白発現が減弱していることが明らかとなっている(図 7)[29]。さらに,マウスモデルを用いた解析により,EP3 は,眼表面上皮細胞や気道上皮,表皮細胞に強く発現しており,眼表面炎症や皮膚炎症,気道炎症を抑制していることが明らかとなっている[30)～32)]。これらのことより眼後遺症を伴う SJS/TEN 患者の眼表面における EP3 の発現の減弱が慢性期にも継続する SJS の眼表面炎症に関与していることが推測された。感冒薬関連眼合併型 SJS がさまざまな感冒薬で発症していることより,感冒薬(非ステロイド抗炎症薬やアセトアミノフェン等)共通の作用機序である PG 抑制作用がその発症に大きく関与していると,筆者らは考えている[22]。続いて,2 回目の GWAS(アジア人向けに開発された Chip)を用いた解析(感冒薬関連眼合併型 SJS 日本人患者 117 名,健康コントロール 691 名)では,感冒薬関連眼合併型 SJS の発症に,*IKZF1* 遺伝子が強く関与していることが明らかとなった(図 8)[33]。韓国人,インド人,タイ人でもその有意な関連は確認されており,国際的に共通の疾患感受性遺伝子であると考えられる。また,*IKZF1* 遺伝子の機能を調べるために,表皮細胞や結膜上皮などの粘膜上皮に特異的に発現しているケラチン 5 をプロモーターにして,表皮や眼表面上皮等の粘膜上皮に IKZF1 を過剰発現させたマウス(上皮 *IKZF1*Tg)を作成したところ,脱毛を伴う皮膚炎症や,眼表面を含んだ粘膜炎症を自然発症することが明らかとなった。組織学的解析においても,上皮 *IKZF1*Tg の皮膚,ならびに眼瞼結膜や口腔粘膜,爪囲に炎症細胞浸潤を認め,急性期の眼合併型 SJS/TEN 患者と同じ病態を示していることが示唆された[34]。さらに,接触性皮膚炎を誘導したところ,野生型マウスと比較して炎症細胞浸潤が有意に増加し,皮膚炎症が重症化しやすかった[34]。このようにマウスを用いた *IKZF1* 遺伝子の機能解析の結果,IKZF1 は,皮膚

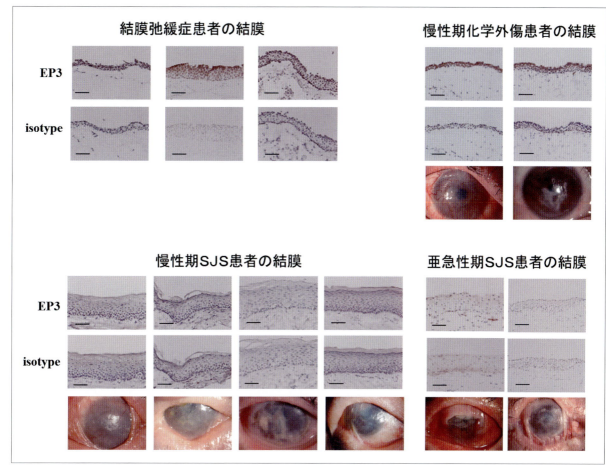

図 7. 重篤な眼合併症を伴う SJS/TEN 患者の眼表面組織における EP3 タンパク発現の減弱
(文献 29 より転載)
結膜弛緩症,化学外傷患者の結膜組織において EP3 タンパクは結膜上皮に強く認められるのとは対照的に,重篤な眼合併症を伴う SJS/TEN 患者の結膜では著しくそのタンパク発現は減弱している.

粘膜制御に大きく関与していることが明らかとなった[34].

発症の遺伝素因がない人では,何らかの微生物感染が生じても,正常な自然免疫応答が生じ,感冒薬服用後に解熱・消炎が促進され,感冒は治癒する.しかし,発症に関わる遺伝素因がある人に,何らかの微生物感染が生じると異常な自然免疫応答が生じ,さらに感冒薬服用により PGE_2 の産生が抑制され,異常な免疫応答が助長され,重篤な眼合併症を伴う SJS を発症するのではないかと筆者は考えている(図 9)[21)22)35].

大変興味深いことに,本疾患の発症に有意に関連することがわかっている疾患感受性遺伝子,PTGER3・TLR3・IKZF1 は,機能的な相互作用があることがわかってきた.EP3(PTGER3 遺伝子のタンパク)は TLR3 を介した炎症を抑制し[36],また,IKZF1 についても,TLR3 によって誘導される[34].感冒薬関連眼合併症型 SJS/TEN の発症には,複数の疾患感受性遺伝子,ならびに,それらの遺伝子間相互作用が大きく貢献していると考えられる[22].生体内で複数の疾患感受性遺伝子が遺伝子間ネットワークを構成し,ネットワークのバランスが良好だと安定した生体内の恒常性が維持され,複数のリスク遺伝子多型を有することにより,ネットワークのバランスが不安定になり,発症リスクにつながるのではないかと筆者は考えている(図 10).

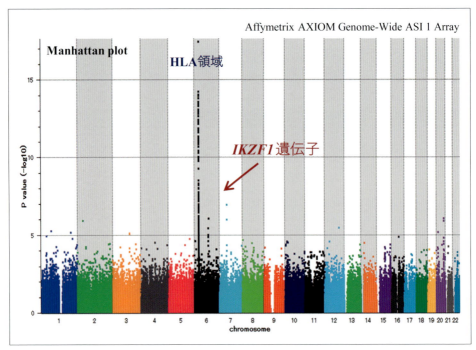

図 8. SJS/TEN 発症関連遺伝子 *IKZF1*(文献 33 より許可を得て転載)
感冒薬関連眼合併型 SJS 日本人患者 117 名ならびに健康コントロール 691 名を対象にした全ゲノム関連解析の結果(マンハッタンプロット).既報の HLA 領域に加えて,*IKZF1* 遺伝子に強い関連を認めた.

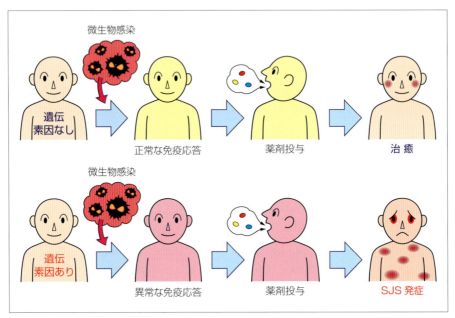

図 9. 重篤な眼合併症を伴う SJS/TEN の発症機序についての上田の仮説
発症の遺伝子素因がない人では,何らかの微生物感染が生じても,正常の自然免疫応答が生じ,薬剤服用後に解熱・消炎が促進され,感冒は治癒する.しかし,発症の遺伝素因がある人に,何らかの微生物感染が生じると異常な自然免疫応答が生じ,さらに感冒薬服用が加わって,炎症を抑えている PGE_2 の産生が抑制され,SJS を発症すると考えられる.

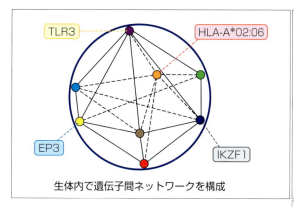
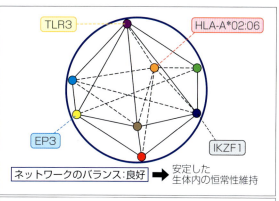
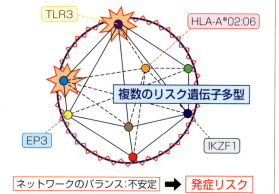

図 10.
疾患感受性遺伝子の相互作用
生体内で複数の疾患感受性遺伝子が遺伝子間ネットワークを構成し，ネットワークのバランスが良好だと安定した生体内の恒常性が維持され，複数のリスク遺伝子多型を有することにより，ネットワークのバランスが不安定になり，発症リスクにつながると考えられる．

最後に

本稿では，重篤な眼合併症を伴う SJS/TEN に焦点を当て記載した．頻度は低いが，失明につながる疾患であるため，しっかりその疾患の存在を知っておいていただきたい．

また，その他，薬剤アレルギーとしては，点眼薬によるアレルギー反応もある．特に，散瞳薬であるトロピカミド・フェニレフリン塩酸塩液（ミドリン P 点眼薬）点眼後の結膜炎は，一般診療において珍しくないが，ステロイドの点眼で数日で治癒するので，あまり大きな問題とはならない．そのような患者には，トロピカミド液（ミドリン M 点眼薬）で散瞳すると結膜炎が生じないことが多い．

また，重症の薬剤アレルギーとして偽眼類天疱瘡がある．長年，緑内障点眼薬を投与されていた患者が瞼球癒着を伴う結膜炎を生じたら，偽眼類天疱瘡を念頭に治療する必要がある．

薬剤は，有益な効果があるために処方されるものの副作用もあることがほとんどなので，そのこ とを念頭に処方する必要がある．

文 献

1) 上田真由美，外園千恵，木下　茂：「"難病"診療の最前線」Stevens-Johnson 症候群の診療ならびに病態解析．京都府立医科大学雑誌，**117**(10)：793-799，2008．
2) Sotozono C, Ueta M, Nakatani E, et al：Predictive Factors associated with Acute Ocular Involvement in Stevens-Johnson Syndrome and Toxic Epidermal Necrolysis. Am J Ophthalmol, **160**：228-237, 2015.
3) Sotozono C, Ueta M, Koizumi N, et al：Diagnosis and treatment of Stevens-Johnson syndrome and toxic epidermal necrolysis with ocular complications. Ophthalmology, **116**(4)：685-690, 2009.
4) Sotozono C, Ang LP, Koizumi N, et al：New grading system for the evaluation of chronic ocular manifestations in patients with Stevens-Johnson syndrome. Opthalmology, **114**(7)：1294-1302, 2007.
5) 上田真由美，外園千恵：Stevens-Johnson 症候群の眼障害．目のまわりの病気とその治療，皮膚科・眼科の連携マニュアル，PP.182-186，学研メ

ディカル秀潤社，2015.

6) 木下　茂，小泉範子，外園千恵ほか：角膜疾患の未来医療．日眼会誌，**114**：161-199，2010.

7) Iyer G, Srinivasan B, Agarwal S, et al：Treatment Modalities and Clinical Outcomes in Ocular Sequelae of Stevens-Johnson Syndrome Over 25 Years-A Paradigm Shift. Cornea, **35**(1)：46-50, 2016.

8) Sotozono C, Yamauchi N, Maeda S, et al：Tear exchangeable limbal rigid contact lens for ocular sequelae resulting from Stevens-Johnson syndrome or toxic epidermal necrolysis. Am J Ophthalmol, **158**(5)：983-993, 2014.

9) Chung WH, Hung SI, Hong HS, et al：Medical genetics：a marker for Stevens-Johnson syndrome. Nature, **428**：486, 2004.

10) McCormack M, Alfirevic A, Bourgeois S, et al：HLA-A*3101 and carbamazepine-induced hypersensitivity reactions in Europeans. N Engl J Med, **364**：1134-1143, 2011.

11) Ozeki T, Mushiroda T, Yowang A, et al：Genome-wide association study identifies HLA-A*3101 allele as a genetic risk factor for carbamazepine-induced cutaneous adverse drug reactions in Japanese population. Hum Mol Genet, **20**：1034-1041, 2011.

12) Hung SI, Chung WH, Liou LB, et al：HLA-B* 5801 allele as a genetic marker for severe cutaneous adverse reactions caused by allopurinol. Proc Natl Acad Sci U S A, **102**：4134-4139, 2005.

13) Lonjou C, Borot N, Sekula P, et al：A European study of HLA-B in Stevens-Johnson syndrome and toxic epidermal necrolysis related to five high-risk drugs. Pharmacogenet Genomics, **18**：99-107, 2008.

14) Tohkin M, Kaniwa N, Saito Y, et al：A whole-genome association study of major determinants for allopurinol-related Stevens-Johnson syndrome and toxic epidermal necrolysis in Japanese patients. Pharmacogenomics J, **13**：60-69, 2013.

15) Ueta M, Kaniwa N, Sotozono C, et al：Independent strong association of HLA-A*02：06 and HLA-B*44：03 with cold medicine-related Stevens-Johnson syndrome with severe mucosal involvement. Sci Rep, **4**：4862, 2014.
Summary　日本人感冒薬関連 SJS/TEN の感受性 HLA を報告した．

16) Jun I, Rim JH, Kim MK, et al：Association of human antigen class Ⅰ genes with cold medicine-related Stevens-Johnson syndrome with severe ocular complications in a Korean population. Br J Ophthalmol, **103**(4)：573-576, 2019.

17) Ueta M, Kannabiran C, Wakamatsu TH, et al：Trans-ethnic study confirmed independent associations of HLA-A*02：06 and HLA-B*44：03 with cold medicine-related Stevens-Johnson syndrome with severe ocular surface complications. Sci Rep, **4**：5981, 2014.

18) Kannabiran C, Ueta M, Sangwan V, et al：Association of Human Leukocyte Antigen Class 1 genes with Stevens Johnson Syndrome with severe ocular complications in an Indian population. Sci Rep, **21**：7(1)：15960, 2017. doi：10.1038/s41598-017-15965-7.

19) Jongkhajornpong P, Lekhanont K, Pisuchpen P, et al：Association between HLA-B*44：03-HLA-C*07：01 haplotype and cold medicine-related Stevens-Johnson syndrome with severe ocular complications in Thailand. Br J Ophthalmol, **29**：2018.［Epub ahead of print］

20) Wakamatsu TH, Ueta M, Tokunaga K, et al：Human Leukocyte Antigen Class Ⅰ Genes Associated With Stevens-Johnson Syndrome and Severe Ocular Complications Following Use of Cold Medicine in a Brazilian Population. JAMA Ophthalmol, **1**：135(4)：355-360, 2017.

21) 上田真由美：眼科における Stevens-Johnson 症候群の病型ならびに遺伝素因．あたらしい眼科，**32**(1)：59-67，2015.

22) Ueta M, Kinoshita S：Ocular surface inflammation is regulated by innate immunity. Prog Retin Eye Res, **31**(6)：551-575, 2012.
Summary　SJS/TEN の眼表面炎症に自然免疫応答の破たんが関与する．

23) Ueta M, Sotozono C, Inatomi T, et al：Toll like receptor 3 gene polymorphisms in Japanese patients with Stevens-Johnson syndrome. Br J Ophthalmol, **91**(7)：962-965, 2007.

24) Ueta M, Uematsu S, Akira S, et al：Toll-like receptor 3 enhances late-phase reaction of experimental allergic conjunctivitis. J Allergy Clin Immunol, **123**(5)：1187-1189, 2009.

25) Nakamura N, Tamagawa-Mineoka R, Ueta M, et al：Toll-like receptor 3 increases allergic and

irritant contact dermatitis. J Invest Dermatol, **135**(2)：411-417, 2015.

26) Yasuike R, Tamagawa-Mineoka R, Ueta M, et al：The role of toll-like receptor 3 in chronic contact hypersensitivity induced by repeated elicitation. J Dermatol Sci, **88**：184-191, 2017.

27) Ueta M, Kinoshita S：Innate immunity of the ocular surface. Brain Res Bull, **81**(2-3):219-228, 2010.

28) Ueta M, Sotozono C, Nakano M, et al：Association between prostaglandin E receptor 3 polymorphisms and Stevens-Johnson syndrome identified by means of a genome-wide association study. J Allergy Clin Immunol, **126**(6)：1218-1225, 2010.

29) Ueta M, Sotozono C, Yokoi N, et al：Prostaglandin E receptor subtype EP3 expression in human conjunctival epithelium and its changes in various ocular surface disorders. PLoS One, **6**(9)：e25209, 2011.

30) Ueta M, Matsuoka T, Narumiya S, et al：Prostaglandin E receptor subtype EP3 in conjunctival epithelium regulates late-phase reaction of experimental allergic conjunctivitis. J Allergy Clin Immunol, **123**(2)：466-471, 2009.

31) Honda T, Matsuoka T, Ueta M, et al：Prostaglandin E(2)-EP(3)signaling suppresses skin inflammation in murine contact hypersensitivity. J Allergy Clin Immunol, **124**(4)：809-818, 2009.

32) Kunikata T, Yamane H, Segi E, et al：Suppression of allergic inflammation by the prostaglandin E receptor subtype EP3. Nat Immunol, **6**：524-531, 2005.

33) Ueta M, Sawai H, Sotozono C, et al：IKZF1, a new susceptibility gene, for cold medicine-related Stevens-Johnson syndrome/toxic epidermal necrolysis with severe mucosal involvements. J Allergy Clin Immunol, **135**(6)：1538-1545, 2015.
    Summary 感冒薬関連SJS/TENの疾患感受性遺伝子として *IKZF1* が同定された.

34) Ueta M, Hamuro J, Nishigaki H, et al：Mucocutaneous inflammation in the Ikaros Family Zinc Finger 1(IKZF1)- keratin 5 specifc transgenic mice. Allergy, **73**(2)：395-404, 2018.

35) 上田真由美：重篤な眼合併症と伴うStevens-Johnson症候群の発症予測. 特集・眼の先制医療. あたらしい眼科, **33**(4):501-510, 2016.

36) Ueta M, Tamiya G, Tokunaga K, et al：Epistatic interaction between Toll-like receptor 3(TLR3) and prostaglandin E receptor 3(PTGER3)genes. J Allergy Clin Immunol, **129**(5):1413-1416, 2012.

FAX による注文・住所変更届け

改定：2015 年 1 月

毎度ご購読いただきましてありがとうございます．

読者の皆様方に小社の本をより確実にお届けさせていただくために，FAX でのご注文・住所変更届けを受けつけております．この機会に是非ご利用ください．

◎ご利用方法

FAX 専用注文書・住所変更届けは，そのまま切り離して FAX 用紙としてご利用ください．また，注文の場合手続き終了後，ご購入商品と郵便振替用紙を同封してお送りいたします．**代金が 5,000 円をこえる場合，代金引換便とさせて頂きます．**その他，申し込み・変更届けの方法は電話，郵便はがきも同様です．

◎代金引換について

本の代金が 5,000 円をこえる場合，代金引換とさせて頂きます．配達員が商品をお届けした際に，現金またはクレジットカード・デビットカードにて代金を配達員にお支払い下さい(本の代金＋消費税＋送料)．(※年間定期購読と同時に 5,000 円をこえるご注文を頂いた場合は代金引換とはなりません．郵便振替用紙を同封して発送いたします．代金後払いという形になります．送料は定期購読を含むご注文の場合は頂きません)

◎年間定期購読のお申し込みについて

年間定期購読は，1 年分を前金で頂いておりますため，代金引換とはなりません．郵便振替用紙を本と同封または別送いたします．送料無料，また何月号からでもお申込み頂けます．

毎年末，次年度定期購読のご案内をお送りいたしますので，定期購読更新のお手間が非常に少なく済みます．

◎住所変更届けについて

年間購読をお申し込みされております方は，その期間中お届け先が変更します際，必ずご連絡下さいますようよろしくお願い致します．

◎取消，変更について

取消，変更につきましては，お早めに FAX，お電話でお知らせ下さい．

返品は，原則として受けつけておりませんが，返品の場合の郵送料はお客様負担とさせていただきます．その際は必ず小社へご連絡ください．

◎ご送本について

ご送本につきましては，ご注文がありましてから約 1 週間前後とみていただきたいと思います．お急ぎの方は，ご注文の際にその旨をご記入ください．至急送らせていただきます．2〜3 日でお手元に届くように手配いたします．

◎個人情報の利用目的

お客様から収集させていただいた個人情報，ご注文情報は本サービスを提供する目的(本の発送，ご注文内容の確認，問い合わせに対しての回答等)以外には利用することはございません．

その他，ご不明な点は小社までご連絡ください．

株式会社 全日本病院出版会

〒113-0033 東京都文京区本郷 3-16-4-7F
電話 03(5689)5989　FAX03(5689)8030　郵便振替口座 00160-9-58753

FAX 専用注文書
眼科 1910

年　月　日

○印	MB　OCULISTA 5周年記念書籍	定価(税込10%)	冊数
	すぐに役立つ眼科日常診療のポイント―私はこうしている―	10,450 円	

（本書籍は定期購読には含まれておりません）

○印	MB　OCULISTA	定価(税込10%)	冊数
	2020 年 1 月～12 月定期購読(No.82～93：計 12 冊)(送料弊社負担)	41,800 円	
	No.78　眼瞼形成手術―形成外科医の大技・小技―	3,300 円	
	No.77　ロービジョンケア update	3,300 円	
	No.76　流涙を診たらどうするか	3,300 円	
	No.75　知っておきたい稀な網膜・硝子体ジストロフィ	3,300 円	
	No.74　コンタクトレンズトラブルシューティング	3,300 円	
	No.73　これでわかる自己免疫性眼疾患	3,300 円	
	No.72　Brush up 眼感染症―診断と治療の温故知新― 増大号	5,500 円	
	No.71　斜視の診断と治療	3,300 円	
	No.60　進化する OCT 活用術―基礎から最新まで― 増大号	5,500 円	
	No.48　眼科における薬物療法パーフェクトガイド 増大号	5,500 円	
	その他号数（号数と冊数をご記入ください） No.		

○印	書籍・雑誌名	定価(税込10%)	冊数
	読めばわかる！臨床不眠治療―睡眠専門医が伝授する不眠の知識 新刊	3,300 円	
	ここからスタート！ 睡眠医療を知る―睡眠認定医の考え方―	4,950 円	
	ここからスタート！眼形成手術の基本手技	8,250 円	
	超アトラス 眼瞼手術―眼科・形成外科の考えるポイント―	10,780 円	
	PEPARS No.87 眼瞼の美容外科 手術手技アトラス 増大号	5,500 円	
	PEPARS No.147 美容医療の安全管理とトラブルシューティング 増大号	5,720 円	

お名前　フリガナ　　　　　　　　　　　　　　　　　㊞　　　診療科

ご送付先　〒　　－　　　　　　　　　　　　　　　　　　□自宅　　□お勤め先

電話番号　　　　　　　　　　　　　　　　　□自宅　　□お勤め先

雑誌・書籍の申し込み合計
5,000 円以上のご注文
は代金引換発送になります

―お問い合わせ先―
㈱全日本病院出版会営業部
電話　03(5689)5989

FAX　03(5689)8030

全日本病院出版会行

FAX 03-5689-8030

年　　月　　日

住 所 変 更 届 け

お 名 前	フリガナ
お客様番号	＿＿＿＿＿＿＿＿　毎回お送りしています封筒のお名前の右上に印字されております8ケタの番号をご記入下さい。
新お届け先	〒　　　　　　都道 　　　　　　　府県
新電話番号	（　　　　　）
変更日付	年　　月　　日より　　　　月号より
旧お届け先	〒

※ 年間購読を注文されております雑誌・書籍名に✓を付けて下さい。

☐ Monthly Book Orthopaedics （月刊誌）

☐ Monthly Book Derma. （月刊誌）

☐ 整形外科最小侵襲手術ジャーナル （季刊誌）

☐ Monthly Book Medical Rehabilitation （月刊誌）

☐ Monthly Book ENTONI （月刊誌）

☐ PEPARS （月刊誌）

☐ Monthly Book OCULISTA （月刊誌）

FAX 03-5689-8030

全日本病院出版会行

Monthly Book OCULISTA バックナンバー一覧

2019.10. 現在

通常号 3,000 円＋税　増大号 5,000 円＋税

2014 年

No. 10	黄斑円孔・上膜の病態と治療	編/門之園一明
No. 11	視野検査 update	編/松本長太
No. 12	眼形成のコツ	編/矢部比呂夫
No. 13	視神経症のよりよい診療	編/三村 治
No. 14	最新 コンタクトレンズ処方の実際と注意点	編/前田直之
No. 15	これから始める ロービジョン外来ポイントアドバイス	編/佐渡一成・仲泊 聡
No. 16	結膜・前眼部小手術 徹底ガイド	編/志和利彦・小早川信一郎
No. 17	高齢者の緑内障診療のポイント	編/山本哲也
No. 18	Up to date 加齢黄斑変性	編/髙橋寛二
No. 19	眼科外来標準検査 実践マニュアル	編/白木邦彦
No. 20	網膜電図 (ERG) を使いこなす	編/山本修一
No. 21	屈折矯正 newest―保存療法と手術の比較―	編/根岸一乃

2015 年

No. 22	眼症状から探る症候群	編/村田敏規
No. 23	ポイント解説 眼鏡処方の実際	編/長谷部聡
No. 24	眼科アレルギー診療	編/福島敦樹
No. 25	斜視診療のコツ	編/佐藤美保
No. 26	角膜移植術の最先端と適応	編/妹尾 正
No. 27	流出路再建術の適応と比較	編/福地健郎
No. 28	小児眼科診療のコツと注意点	編/東 範行
No. 29	乱視の診療 update	編/林 研
No. 30	眼科医のための心身医学	編/若倉雅登
No. 31	ドライアイの多角的アプローチ	編/髙橋 浩
No. 32	眼循環と眼病変	編/池田恒彦
No. 33	眼内レンズのポイントと合併症対策	編/清水公也

2016 年

No. 34	眼底自発蛍光フル活用	編/安川 力
No. 35	涙道診療 ABC	編/宮崎千歌
No. 36	病的近視の治療 最前線	編/大野京子
No. 37	見逃してはいけない ぶどう膜炎の診療ガイド	編/竹内 大
No. 38	術後感染症対策マニュアル	編/鈴木 崇
No. 39	網膜剝離の診療プラクティス	編/北岡 隆
No. 40	発達障害者 (児) の眼科診療	編/田淵昭雄
No. 41	網膜硝子体疾患の薬物療法―どこまでできるか?―	編/岡田アナベルあやめ
No. 42	眼科手術後再発への対応	編/石井 清
No. 43	色覚異常の診療ガイド	編/市川一夫
No. 44	眼科医のための救急マニュアル	編/髙橋春男
No. 45	How to 水晶体再建	編/鈴木久晴

2017 年

No. 46	見えるわかる 細隙灯顕微鏡検査	編/山田昌和
No. 47	眼科外来 日帰り手術の実際	編/竹内 忍
No. 48	眼科における薬物療法パーフェクトガイド 増大	編/堀 裕一
No. 49	クローズアップ!交通眼科	編/近藤寛之
No. 50	眼科で見つける!全身疾患	編/平塚義宗
No. 51	酸化ストレスと眼	編/大平明弘
No. 52	初診外来担当医に知っておいてほしい眼窩疾患	編/野田実香
No. 53	複視を診たらどうするか	編/加島陽二
No. 54	実践 黄斑浮腫の診療	編/大谷倫裕
No. 55	緑内障診療に役立つ検査ノウハウ	編/中野 匡
No. 56	こんなときどうする 眼外傷	編/太田俊彦
No. 57	臨床に直結する眼病理	編/小幡博人

2018 年

No. 58	スポーツ眼科 A to Z	編/枝川 宏
No. 59	角膜潰瘍の診かた・治しかた	編/白石 敦
No. 60	進化する OCT 活用術―基礎から最新まで― 増大	編/辻川明孝
No. 61	イチからはじめる神経眼科診療	編/敷島敬悟
No. 62	実践!白内障難症例手術に挑む	編/徳田芳浩・松島博之
No. 63	これでわかる眼内レンズ度数決定のコツ	編/須藤史子
No. 64	日常診療で役立つ眼光学の知識	編/川守田拓志
No. 65	結膜疾患の診断と治療実践ガイド	編/横井則彦
No. 66	もっと知りたいオルソケラトロジー	編/吉野健一
No. 67	老視のすべて	編/神谷和孝
No. 68	眼科医のための糖尿病トータルガイド	編/馬場園哲也・北野滋彦
No. 69	IT・AI 未来眼科学	編/吉冨健志

2019 年

No. 70	主訴から引く眼瞼疾患診療マニュアル	編/根本裕次
No. 71	歪視の診断と治療	編/今村 裕
No. 72	Brush up 眼感染症―診断と治療の温故知新― 増大	編/江口 洋
No. 73	これでわかる自己免疫性眼疾患	編/堀 純子
No. 74	コンタクトレンズトラブルシューティング	編/糸井素純
No. 75	知っておきたい稀な網膜・硝子体ジストロフィ	編/堀田喜裕
No. 76	流涙を診たらどうするか	編/井上 康
No. 77	ロービジョンケア update	編/加藤 聡
No. 78	眼瞼形成手術―形成外科医の大技・小技―	編/村上正洋

No. 10 以前のバックナンバー,各目次等の詳しい内容はホームページ (www.zenniti.com) をご覧ください.

次号予告（11 月号）

令和の白内障手術

編集企画／日本医科大学武蔵小杉病院教授　小早川信一郎

新しい白内障手術機器	柴　琢也
多焦点眼内レンズ	鈴木　久晴
毛様溝縫着術と強膜内固定術	西村　栄一
眼内レンズ度数計算	飯田　嘉彦
MIGS と白内障手術の現状	石井　清
眼内レンズ素材と形状	松島　博之
プリロードシステム	浜島　由希ほか
白内障手術における瞳孔の外科的マネージメント	早田　光孝
眼炎症疾患と白内障手術	堀　純子
術後眼内炎	鈴木　崇

編集主幹：村上　晶　順天堂大学教授
　　　　　　高橋　浩　日本医科大学教授

No. 79　編集企画：
千貫祐子　島根大学皮膚科講師

Monthly Book OCULISTA　No. 79

2019 年 10 月 15 日発行（毎月 15 日発行）
定価は表紙に表示してあります．
Printed in Japan

発行者　末　定　広　光
発行所　株式会社　全日本病院出版会
〒 113-0033 東京都文京区本郷 3 丁目 16 番 4 号 7 階
　　　　　電話（03）5689-5989　Fax（03）5689-8030
　　　　　郵便振替口座 00160-9-58753
印刷・製本　三報社印刷株式会社　　電話（03）3637-0005
広告取扱店　㈱メディカルブレーン　電話（03）3814-5980

ⓒ ZEN・NIHONBYOIN・SHUPPANKAI, 2019

・本誌に掲載する著作物の複製権・翻訳権・上映権・譲渡権・公衆送信権（送信可能化権を含む）は株式会社全日本病院出版会が保有します．
・JCOPY ＜（社）出版者著作権管理機構　委託出版物＞
本誌の無断複写は著作権法上での例外を除き禁じられています．複写される場合は，そのつど事前に，（社）出版者著作権管理機構（電話 03-5244-5088，FAX 03-5244-5089，e-mail: info@jcopy.or.jp）の許諾を得てください．
・本誌をスキャン，デジタルデータ化することは複製に当たり，著作権法上の例外を除き違法です．代行業者等の第三者に依頼して同行為をすることも認められておりません．